科学抗癌·你我同行：
你关心的那些肿瘤知识

KEXUE KANG'AI NIWO TONGXING
NI GUANXIN DE NAXIE ZHONGLIU ZHISHI

主　编：李

副主编：李

U0260450

山西出版传媒集团
山西科学技术出版社
·太原·

图书在版编目（CIP）数据

科学抗癌·你我同行：你关心的那些肿瘤知识 / 李
红霞, 李琳主编 . — 太原：山西科学技术出版社, 2023.6
  ISBN 978-7-5377-6290-8

  Ⅰ. ①科… Ⅱ. ①李… ②李… Ⅲ. ①肿瘤—防治
Ⅳ. ① R73

中国国家版本馆 CIP 数据核字（2023）第 074159 号

科学抗癌·你我同行：你关心的那些肿瘤知识

主　　　编	李红霞　李　琳
策 划 编 辑	杨兴华
责 任 编 辑	翟　昕
助 理 编 辑	文世虹
封 面 设 计	吕雁军

出 版 发 行	山西出版传媒集团·山西科学技术出版社
	地址：太原市建设南路 21 号　邮编　030012
编辑部电话	0351-4922078
发行部电话	0351-4922121
经　　　销	各地新华书店
印　　　刷	山西基因包装印刷科技股份有限公司

开　　　本	787mm×1092mm　　1/16
印　　　张	14.25
字　　　数	230 千字
版　　　次	2023 年 6 月第 1 版
印　　　次	2023 年 6 月山西第 1 次印刷
书　　　号	ISBN 978-7-5377-6290-8
定　　　价	49.00 元

编委会名单

序

随着癌症发病率与死亡率的不断上升，癌症现已成为全球公认的重大公共卫生问题。《"健康中国 2030"规划纲要》中指出要提高全民健康素养，有效开展癌症防治科普活动，积极倡导每个人做自己健康的第一责任人，引导民众正确了解癌症相关知识、积极防癌控癌。

随着大众传媒的发展，民众对于癌症有了更多的关注与了解，但多数人对繁杂的信息缺乏辨别能力，大多是在自己或亲友罹患癌症之后才开始在网上搜索，且不说这些信息的科学性、准确性和前沿性是否足够，单就其真实性、可靠性而言，都难以保证。

本书编写团队由肿瘤科临床一线医护人员组成，拥有更了解临床现状且更具专业性的天然优势，作为防癌抗癌科普工作的主力军，他们知道患者及其亲友更需要什么，如何表述他们才能听得更明白。从癌症患者及照护者关心的问题入手，用生动形象的比喻、通俗易懂的语言、简洁明了的图表，使那些即使专业医护人员理解起来都颇为费力的抗癌知识变得浅显易懂。

本书对于大多数抗癌患者及其关注者来说，是一本非常难得且实用性极强的抗癌科普书籍。读者可以采取问题索引的阅读方式，在本书中直接找到自己关心的问题，便捷地获取答案，也可以利用碎片化时间进行阅读，以获取相应的医疗护理知识。它无疑是癌症患者抗癌过程中的一本宝典，能够帮助其正确认识癌症，走出抗癌误区，树立抗癌信心，以达到改善癌症患者生存质量、延长生存期的目的。

山西省人民医院院长

2022 年 12 月

前言

在临床工作中我们发现很多患者及照护者对癌症防治的认识存在很多误区，如"加强营养会使肿瘤细胞长得更快""不吃东西可以饿死肿瘤""化疗很难受，坚决不能化疗""得了癌症就时日不多了"等等，以及近年相继出现的免疫、靶向、粒子、射频等诸多治疗手段，也使癌症患者在选择时盲目无措。由于患者及照护者对癌症相关知识的缺失与不解，以及存在一定的认知误区，可能导致患者错过最佳治疗时机，或在居家管理中被错误的理念引导，导致发生严重的并发症，甚至死亡。

我们作为专业的医护团队，对此特别惋惜，由此，萌生了编写此书的想法。本书自 2022 年 1 月开始，在山西省人民医院李荣山院长的组织和指导下，组建了由医护共同参与的编写团队，并将成员分为五组，分别是访谈调研组、文献查阅组、专家函询组、资料汇总组、书稿校对组。我们通过对住院及居家癌症患者的调研访谈，了解到患者及其主要照护者对抗癌知识的认知误区及盲区，将癌症患者普遍认知薄弱或缺失且最为关心的问题进行了归纳整理。围绕癌症相关知识基本认知需求、癌症患者居家抗癌管理知识需求，以及癌症患者自我管理中容易出现的问题，编写团队查阅了大量文献、专家共识及相关指南，针对这些问题进行了认真的梳理和详尽的解答。在着力保证其内容的准确性、科学性和前沿性的同时，考虑到医学知识对于大众读者来说较为晦涩难懂，编写团队以通俗易懂的语言，以及应用举例、图表辅助等方法，以帮助读者能够更好地理解。本书在基本成稿后通过函询形式请山西省内外相关领域专家们予以审阅，并给予指导，于 2022 年 12 月最终定稿。

本书包含认知篇、免疫篇、靶向篇、介入篇、血栓篇、营养篇、检验篇、疼痛治疗篇、热疗篇、心理篇、护理篇、生育篇，共计 12 个篇章，涉及抗癌问题 220 个。希望此书在癌症患者的抗癌历程中起到正确引导和保驾护航的作用，协助癌症患者客观认识疾病，拿起知识的武器，以从容理智的心态科学抗癌，在防癌抗癌的过程中能提高生活质量，延长生命周期。

由于撰写时间仓促，水平有限，书中难免有不当及疏漏之处，请读者朋友们予以批评指正。

编者

2022 年 12 月

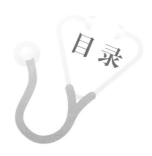

目录

认知

介入

血栓

营养

检验

疼痛治疗

热疗

心理

护理

生育

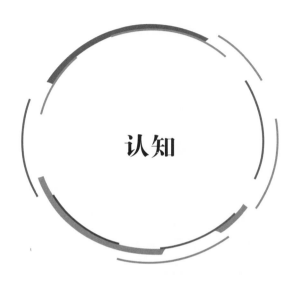

认知

1. 什么是肿瘤，癌症与肿瘤有区别吗

　　肿瘤是指人体在各种致瘤因素作用下形成的新生物，这里的新生物指人体本来没有的（新长出来的）组织，多为团块状结构。通俗一点说，是身体表面长的"疙瘩"或者"瘤子"，或者身体里面长出来（非体表可见的）的肿块。前者多在患者洗澡或穿衣服时摸到，后者往往需要通过体检或出现相关症状后检查才能发现。

　　癌症，听起来令人胆寒，这其实是一种民间的通俗说法，泛指所有的恶性肿瘤。我们可以把癌症比喻为"螃蟹"，腿多、钳子大，面目狰狞，向周围横向伸出，活动时横行霸道，极具侵犯性，这个形象也和我们心目中的恶性肿瘤颇为契合。肿瘤与癌症是一种包含与被包含的关系，并不是所有的肿瘤都是癌症，但癌症一定都是肿瘤，且属于肿瘤中的恶性肿瘤。恶性肿瘤（即为癌症）通常分为实体性肿瘤和非实体性肿瘤，非实体性肿瘤以血液系统肿瘤较为多见，也就是很多人常说的"血癌""白血病"等，非实体性肿瘤发病年龄较早，往往需要及时前往血液科就诊。

　　有时我们也会在检查报告单或者医生的诊断里看到"占位"或"占位性病变"这样的词汇，其实，这本质上并不是一个疾病的诊断，只是对未明确性质的肿块进行的印象性描述，用以表示在影像上有一个不明确的团块状东西占据了本来正常组织的空间。临床上，除肿瘤有占位效应外，某些炎症也可能形成炎性包块，撞击外伤也可能形成血肿或水肿包块，因此，我们所谓的"占位"或"占位性病变"究竟是什么东西，是炎症还是肿块；是什么性质的，是良性的还是恶性的，需要我们进一步检查才能明确。

2. 良性肿瘤、恶性肿瘤及交界性肿瘤都有什么特点

　　肿瘤按照性质可以分为"良性肿瘤"和"恶性肿瘤"，还有一种介于两者之间的，我们称为"交界性肿瘤"（简称为"交界瘤"）。

　　良性肿瘤，从字面上就能知道它是一种良性的病变。良性肿瘤的生长通常比较缓慢，一般是从所在位置局部向外膨胀性地生长，通常不会侵蚀和破坏邻近的组织器官，也不会向远处发生扩散或转移，危害性相对较小。医学上，对于良性肿瘤的命名原则是在发生部位名称后面加上一个"瘤"字，多采用来源部位＋形态／组织成分＋瘤字的命名方法，如发生在乳腺的良性肿瘤可以是"乳腺纤维瘤"，发生在膀胱乳头状组织的就取名为"膀胱乳头状瘤"，还有我们常见的"脂肪瘤"和"血管瘤"等等，这些良性肿瘤大多数不需要治疗。但需要注意的是，尽管良性肿瘤本身不致命，但也不可以置之不理。如果良性肿瘤不断增大，压迫邻近组织器官造成相关功能障碍，或带来其他并发疾病或引发其他风险时，就需要及时处理了。如肝内血管瘤长到5厘米以上就很容易破裂出血；较大的良性肿瘤压迫肠道，会出现肠道梗阻；或者肿瘤出现在颅腔内，因颅腔内（颅骨结构相对闭合）空间局限，正常脑组织的功能对人又很重要，如肿瘤生长压迫到脑神经或正常脑组织，就可能出现肢体活动障碍、语言功能障碍或视觉、味觉、听觉障碍等神经系统症状，有时甚至危及生命。此外，少数良性肿瘤随时间推移或在某些因素的刺激下，也有自发转变为恶性肿瘤的风险。因此，发现良性肿瘤一定要定期复查，发现有不良发展趋势或达到手术指征时，应及时通过手术切除等手段予以控制或清除。

　　恶性肿瘤通常呈浸润性生长，生长较为迅速，可破坏周围组织，无包膜，或仅有假包膜，分化程度较差，病理检查所示肿瘤细胞的分化程度越

差，肿瘤的恶性程度越高。恶性肿瘤的组织及细胞形态在病理检查结果中呈现出与其相应的正常组织相差甚远的情况，显示异形性，排列混乱，细胞核形状不规则，常有不同程度的深染，核仁增大、增多，并出现病理性核分裂像。在影像学方面，恶性肿瘤瘤体内多合并继发性改变，如出血、坏死、囊性变及感染等。手术切除后常复发，容易出现转移，并可对周围组织造成广泛破坏。如不及时治疗，常出现肿瘤进展加快，患者生存期变短，甚至很快死亡。专家认为，恶性肿瘤有十大特征，包括："自给自足"生长信号、抗生长信号的不敏感、抵抗细胞死亡、潜力无限的复制能力、持续的血管生成、组织浸润和转移、逃避免疫摧毁、促进肿瘤炎症、细胞能量异常及基因组不稳定和突变。

另外，在良、恶性肿瘤之间还存在一些无法绝对明确性质的肿瘤。这第三种肿瘤，我们称为"交界性肿瘤"。交界瘤的肿瘤细胞形态介于良、恶性之间，分化不典型，往往在病理学诊断上存在争议。此外，在生长方式上，交界瘤往往存在局部扩散的倾向，但却不发生转移或极少有转移，或即使出现局部转移，仍然进展缓慢等特点。

3. 恶性肿瘤就是癌吗

这个问题又涉及分类的问题。癌一定是恶性肿瘤，但恶性肿瘤则主要分为癌和肉瘤。

恶性肿瘤共有 1000 多种，分两大类，即癌与肉瘤。它们的名称通常是根据发生部位和组织来源命名的，在发生部位和组织来源的名称后面加上"癌"字或"肉瘤"字样的，都是恶性肿瘤。

上皮组织起源的恶性肿瘤被称为"癌"。所谓上皮组织，是指分布在人体表面和人体内所有的空腔脏器，如食管、胃、肠管等器官的细胞，这些器官如有恶性肿瘤生长，则按部位分别称为食管癌、胃癌、肠癌等。大多数我们所谓的"癌症"指的就是这类来源于上皮组织的恶性肿瘤。

另一类较为少见的是从间胚叶或结缔组织（肌肉、血液、骨骼、结缔组织）发生的恶性肿瘤，我们称为"肉瘤"，如脂肪肉瘤、骨肉瘤、血管肉瘤、平滑肌肉瘤等，这类恶性肿瘤相对比较少见。

癌多见于 40 岁以上的中老年人，且多伴有淋巴结转移；而肉瘤则多发于年轻人，以血行转移多见。

还有一类来源于多种组织成分的恶性肿瘤，既不称"癌"也不叫"肉瘤"，而是在前面加上"恶性"两字，如恶性混合瘤等。凡是来自胚胎细胞或未成熟组织的恶性肿瘤，均称为"母细胞瘤"，如肝母细胞瘤及髓母细胞瘤等。此外，还有少数恶性肿瘤仍然沿用习惯名称，如霍奇金病、非霍奇金病、白血病及黑色素瘤等。

4. 恶性肿瘤是怎样产生的

恶性肿瘤的产生过程，即正常细胞的癌变过程，是正常细胞在一些内在或外来致癌因素的影响下变成癌细胞的过程。

人体内的细胞是在时刻更新变化的，有衰老细胞的凋亡，也有分裂、分化的新细胞诞生。细胞的"更新"，必然会伴随着 DNA 的复制和遗传信息的传递。细胞用来编写 DNA 代码的字母由 A、T、C、G 组成，每个细胞的指令大约由 60 亿个化学字母组成，每当细胞进行分裂时，就需要对这些指令进行精确复制。而人体每天产生超过 100 亿个新细胞，如此巨大的工作量，DNA 的复制难免会出错，基因编辑的错误在遗传学中被称为"突变"，一部分突变细胞获得无限复制的能力，导致细胞功能、形态发生明显变异，而出现生物功能不受控制，从而导致细胞恶化形成恶性肿瘤。

正常情况下，人体产生的突变细胞会被免疫系统识别并清除，并不会导致正常组织的癌变。但在一些特殊因素的影响下，人体产生的突变细胞太多，超过机体清除负荷，或者人体的免疫清除能力受到抑制而无法发现肿瘤细胞，或者发现了却又对其无可奈何，人体罹患恶性肿瘤的风险就将大大增加。我们常常称这些特殊的外来刺激为"致癌因子"：物理致癌因子主要指的是辐射，如 X 线、红外线等；化学致癌因子主要是指一些可致癌的化学合成物质，如未能及时晒干和储藏不当的粮食上的黄曲霉素，化工原料和制造产物如亚硝胺、石棉、铬化物、砷化物等，香烟烟雾中含有20 多种化学致癌因子，是人体摄入化学致癌因子的主要途径之一；病毒致癌因子主要是指能够使细胞发生癌变的病毒，这些病毒致癌基因会进入细胞的基因组中，进而诱导人的细胞癌变。从概率来讲，长期吸烟、饮食不规律、持续存在病毒刺激（如肝炎病毒等）的人群，比其他人群患癌的风险更高。

除了外在致癌因素外，自身机体情况也决定了是否易患恶性肿瘤。有些人具有遗传基因突变，细胞自身纠错能力差，细胞复制时产生的错误突变数目先天就多，患癌概率更大。自身免疫状态方面，健全的机体免疫可以有效识别肿瘤细胞，给肿瘤细胞打上标记，再由巨噬细胞等免疫卫士将其清除。但对于存在免疫缺陷的人群，如年老体弱者，或者因为结缔组织病长期服用激素和免疫抑制剂者，或者由于病毒感染或自身发育缺陷者，其免疫功能差，患癌风险也是正常人的数倍。若突变细胞没有了约束，就会快速地不断分裂再生，这些细胞大量聚集在一起就形成了恶性肿瘤。

5. 什么是化疗

化疗是化学治疗的简称，是指利用化学合成药物杀伤肿瘤细胞、抑制肿瘤细胞生长的一种治疗方法。从起源上讲，现代化疗最早源于 19 世纪 40

年代的一个偶然发现：二战时期，德国军队空袭驻扎在意大利巴里港的舰船，导致舰船中的芥子气外泄，造成大量人员伤亡。在随后的尸检中，科学家发现暴露于芥子气的死者身上的淋巴组织与骨髓的生长受到了抑制，由此引发科学上对芥子气等烷化剂的探索。之后，药理学家古德曼与吉尔曼在动物实验中证实芥子气可有效抑制淋巴瘤的生长，从此开启了使用化学药物治疗肿瘤的时代。

在目前的抗肿瘤治疗手段中，手术、放疗、化疗堪称治疗恶性肿瘤的三驾马车。化疗区别于手术和放疗的是，它是一种全身治疗的手段。无论是静脉输液、口服用药，还是体腔内给药，化疗药物都可以随着血液循环到达全身的绝大部分器官和组织，因此，对于已经有远处转移或原发肿瘤转移风险高的患者，化疗是必要的治疗手段。

6. 什么人需要接受化疗

健康人自然是不需要化疗的，恶性肿瘤患者才可能需要化疗，但也不是所有患恶性肿瘤的患者都需要化疗，化疗有其本来的适应人群和治疗要求。简单来说，化疗适用于那些能从化疗中获益（即肿瘤在化疗药物作用下变小、局限，甚至消失或症状减轻等），同时也能够耐受化疗带来的不良反应的肿瘤患者。

从化疗目的来讲，主要分为以下几个方面。

（1）根治性化疗：以治愈癌症为目的的治疗被称为"根治性化疗"。部分肿瘤细胞对化疗非常敏感，如白血病、淋巴瘤、生殖细胞肿瘤（睾丸癌等），甚至小细胞肺癌，通过化疗可以使肿块或者占据骨髓的原始细胞彻底消除，达到临床治愈的效果。对于这些患者，化疗不仅是基石，更是曙光和希望。被确诊为这类恶性肿瘤的患者如果讳疾忌医、自我放弃，就太可惜了，只要身体允许，都应该接受一定剂量强度的化疗，给自己争取生存的机会。

（2）姑息性化疗：部分晚期癌症患者存在肿瘤细胞在全身的广泛转移，现有医疗技术水平尚无法治愈，那么就需要使用化疗药物控制肿瘤生长，或者在一定程度上缩小肿瘤体积，以提高生活质量、延长生命。随着肿瘤知识的普及和早诊早治意识的觉醒，很多患者在早期就已经明确诊断并接受根治性治疗，但仍然有相当一部分患者就诊时已到肿瘤晚期，明确诊断后转入肿瘤专科接受姑息性化疗。

（3）术后辅助化疗：有些发现肿瘤较早的患者可以行完整手术切除，在成功手术、刀口恢复后进行的化疗称为"术后辅助化疗"。有人会有疑问，为什么我的肿瘤都完整切下来了，还需要和晚期患者一样做化疗呢？有必要多此一举吗？实际上这是一个与肿瘤的生物学特性息息相关的问题，恶性肿瘤具有侵袭性，在手术切除前，可能就已经有部分肿瘤细胞散落在血液或淋巴循环里，虽然做 CT 等影像学检查没有在身体其他部位看到肿瘤的种植转移，但其实是这些细胞用现有科学技术无法检测出，我们把最大的肿瘤病灶切掉了，然而残存在血液或淋巴循环中的恶性细胞还是给我们带来了复发或转移的风险。既往的临床研究也在不同瘤种病例中做了对照研究，手术后应用三个月到半年的术后化疗可以杀灭这些散落的细胞，大大减少手术后复发或转移的风险。因此对于手术后分期较晚，尤其是已经有淋巴结转移的肿瘤患者来说，手术后一定要带着切除后的病理和术前影像（CT、MRI 等）复诊，让肿瘤科医师帮助判断需不需要进行术后辅助治疗。

（4）术前新辅助化疗：虽然部分患者的肿瘤病灶能被完整切除，但肿块体积较大，波及范围大，想要保证完整切掉肿瘤会伤及（甚至切除掉）周围的部分正常器官，如手术累及正常的胃肠道、肝、肾、膀胱等组织时，非常影响患者手术后的生活质量，或是有的肿瘤病灶邻近大的血管或重要脏器，做完整切除需要患者冒非常大的手术风险，对于上述这些情况，可以在手术前做几个周期的化疗以缩小肿瘤体积，降低手术难度及手术风险，这就叫作术前新辅助化疗。它不仅能为手术医生提供方便，更可以使部分已不能手术的患者，肿瘤病灶缩小后再获得手术的机会，同时还可以杀灭潜在的转移病灶，降低肿瘤术后复发、转移的风险。

如果患者的情况符合上述中的一种或两种，那么化疗对其是有意义的，其需要进行规范的化疗，以达到延长生命、提高治疗效果的目的。

7. 化疗药物是怎么分类的

根据化疗药物的来源、化学结构及作用机制，可分为以下几类。

（1）烷化剂：抗瘤谱广，作用是干扰 DNA 复制，具有较大的毒性和作用半衰期，常用于大剂量短程疗法或间歇用药。如淋巴瘤、白血病、肉瘤常用的环磷酰胺和异环磷酰胺，应用于颅脑肿瘤的卡莫司汀、尼莫司汀和替莫唑胺等。

（2）抗代谢类药物：该类药物与核酸合成所需的叶酸、嘧啶、嘌呤在结构上很相似，通过抑制合成 DNA 及 RNA 的酶而起到干扰肿瘤增殖的作用。较为常见的有治疗血液肿瘤的氨甲蝶呤、氟达拉滨，治疗肺癌的培美曲塞、吉西他滨等。尿嘧啶类似物包括氟尿嘧啶（也称 5-Fu）及其口服衍生制剂卡培他滨、替吉奥等，药物在体内转化为核苷酸后，通过抑制胸苷酸合成酶抑制 DNA 合成，常用于治疗胃癌、结直肠癌及乳腺癌。

（3）植物碱及其他天然产物：该类药物是来源于植物，具有抗肿瘤作用的药物，其有效成分中以生物碱占多数，其中紫杉类包括紫杉醇（包括白蛋白结合型紫杉醇和脂质体紫杉醇）及多西他赛，可与 β 微管蛋白特异性结合，阻止微管解聚，使得肿瘤细胞有丝分裂停止，在头颈、肺、乳腺、胃、卵巢等多种肿瘤的治疗中具有核心地位。还有广泛应用于淋巴造血肿瘤的长春碱及依托泊苷、伊立替康等药物。

（4）抗肿瘤抗生素：抗肿瘤抗生素是由微生物产生的具有抗肿瘤活性的化学物质，在抗生素基础上研发，通过不同机制影响 DNA、RNA 及蛋白质的生物合成，使肿瘤细胞发生变异，导致肿瘤细胞死亡。目前常见药物仍是蒽环类的多柔比星（阿霉素）、表柔比星（表阿霉素）及吡柔比星（吡喃阿霉素），用于治疗白血病淋巴瘤、乳腺癌、肺癌、卵巢癌和软组织肉瘤。

（5）其他类：该类较杂，其中铂类药物通过与 DNA 结合形成链内和链间交联，导致 DNA 断裂和错码，抑制 DNA 复制和转录，是实体肿瘤化疗中不可或缺的重要药物，包括顺铂、卡铂、奥沙利铂、奈达铂等。此外，为人们所熟知的糖皮质激素如地塞米松、泼尼松等可促进淋巴细胞的破坏和溶解，主要用于治疗急性淋巴细胞白血病多发性骨髓瘤和恶性淋巴瘤。

8. 所有的恶性肿瘤患者都可以化疗吗

不是所有的肿瘤患者都可以化疗，这点很残酷，也是肿瘤患者及其家人、医护人员共同的无可奈何。

首先，化疗必须有"恶性肿瘤"的病理结果作为诊断依据和用药指引。"无病理不化疗"基本已成为肿瘤科医师的准则。除了指南规定的肝细胞肝癌、胰腺癌等可以通过化验、影像做出临床诊断外，别的恶性肿瘤即使肿块形态看起来再怎么典型（符合教科书上的影像学表现或临床常见恶性肿瘤的形态）、肿瘤标志物再怎么高出检测上限，都需要病理结果这个金标准作为基石依据。所以，无论什么原因没有取到病变组织做病理检查，因而无法获得病理结果作为诊断依据的恶性肿瘤患者都不能进行化疗。

临床上，我们也会碰到患者或家属强烈要求医生在没有病理结果支持的情况下，看是否可以根据经验试试用化疗药。这样的要求，医生通常会拒绝，原因是化疗药很贵吗？不是，我们最常见的铂类化疗药品有些也就几十块钱一支，那为什么不能一试呢？其实是化疗药物对人体可能产生的伤害容不得尝试。化疗药物的作用特点是群体性无差别杀伤，因为肿瘤细胞具有增殖较快的特性，所以化疗药品进入人体后对肿瘤细胞的影响最大，但它对人体其他器官功能的损伤也是不可避免的，因此，化疗药是救命药也是毒药，应用化疗药也是恶性肿瘤患者无奈的选择。如果没有病理检查证实是恶性肿瘤，仅仅靠临床医生自己的经验判断，患者的安全将无法得到保障。

此外，应用化疗药物对患者的身体素质也有要求。经常会有患者问我们："大夫，我的身体能不能扛得住化疗啊？"化疗前医生的确需要评估患者的健康状况和治疗耐受能力，因此有相关机构组织研究人员制订出了一系列指标，如美国东部肿瘤协作组（Eastern Cooperative Oncology Group，ECOG）评分，从患者的体力来判断其一般健康状况和对治疗的耐受能力。评分共 6 级，分别为：

0 级：活动能力完全正常，与起病前无差异；

1 级：能自由走动及从事轻体力活动，包括一般家务或办公室工作，但不能从事重体力活动；

2 级：能自由走动及生活自理，但已丧失工作能力，日间一半及以上时间可以起床活动；

3 级：生活仅能部分自理，日间一半以上时间卧床或坐轮椅；

4 级：卧床状态，生活不能自理；

5 级：死亡。

一般 4 级及以上患者接受化疗无法取得满意的疗效，还会因为化疗的不良反应造成严重身体损伤，接受营养支持等对症治疗会是更好的选择。

9. 应用化疗时会出现什么不良反应

化疗药是细胞毒性药物，是通过直接或代谢产物间接破坏细胞结构发挥杀伤肿瘤细胞作用而起到抗肿瘤疗效。但是肿瘤细胞与正常细胞本质都是自身分化出的细胞，它们具有一样的细胞核、细胞质、细胞膜等结构，缺少根本性的代谢差异，因此不管是哪一类的化疗药物，在通过作用于细胞不同部位的方式杀伤肿瘤细胞的同时，也会不同程度地损伤正常细胞，从而出现各种不良反应。药物的近期不良反应（指给药后 4 周内发生的不良反应）常见的有以下几种。

（1）骨髓抑制：骨髓抑制是多数细胞毒类抗肿瘤药物最常见的不良反应。化疗药物可诱导骨髓中分裂旺盛的造血细胞凋亡，在血液化验结果中表现为血常规白细胞（粒细胞）、血小板和红细胞数量减少。出现白细胞的减少，患者往往会有自身抵抗力下降、乏力症状，严重者可能合并感染；出现血红蛋白下降，红细胞运输氧气的能力下降，整体系统缺乏能量，轻者乏力倦怠，严重者心肌、脑供氧不足而出现各种意外；至于血小板减少，会有伤口不易愈合、轻微损伤就可能有大出血的风险。因此在用药前需要评估骨髓抑制的风险，做好预防，并在治疗过程中做好血常规的监测，必要时口服药物或应用针剂纠正骨髓抑制。如果出现严重且难以纠正的骨髓抑制，需要警惕是否发生肿瘤骨髓转移。

（2）胃肠道反应：胃肠道反应也是最常见的不良反应之一。大多数化疗药物会有胃肠道刺激，影响消化、吸收的功能，如影响胃肠道及大脑呕吐中枢，还可能引起恶心、呕吐等不适症状。此外，因为口腔黏膜等表皮、黏膜细胞分裂旺盛，化疗药物对它们的直接损伤和继发感染也可以导致口腔黏膜炎症的产生，出现口疮和黏膜水肿、炎症。对肠道黏膜的急性损伤导致的肠道吸收和分泌失衡可引起腹泻。化疗药物整体影响消化系统中食物摄取、分解及吸收功能，因此化疗时的营养支持治疗，以及预防性止吐治疗在化疗期间同样关键。

（3）脱发：对很多年轻患者而言，化疗最难以接受的就是脱发。化疗药物会损伤产生头发的增殖期毛囊细胞，可以导致暂时性或永久性的脱发。多数脱发情况发生于使用紫杉类和环磷酰胺等化疗药物的患者，而这类化疗药物是治疗乳腺癌、卵巢癌等女性恶性肿瘤的主要化疗药，虽然我们通过使用白蛋白紫杉醇和脂质体阿霉素等新型溶剂，或者采用微囊包裹等先进工艺，尽可能地减少了这类药物对毛发的影响，但高昂的价格往往又加重了患者的经济负担。如何在活得更久的基础上让自己活得更好，也是现代科技和临床医师努力的方向。

（4）心脏毒性：很多患者好奇为什么医生在化疗用药前反复强调不良

反应，用药时进行心电监护，用完化疗药当天明明没有什么不舒服也不允许出院，一个很重要的原因是化疗会引起急性心脏毒性。化疗的急性心脏毒性可表现为化疗应用时的心悸、胸闷症状，以及心房、心室传导功能异常、心肌缺血等表现，后两种情况需要通过监护仪器和化验才能明确诊断。大部分化疗药物相关的心律失常可在停药后自行恢复，但若不能及时识别并处理，有诱发高度心律失常或心肌损害，甚至猝死的风险。因此化疗期间应尽可能进行心电监护，警惕心脏事件发生。

（5）肝毒性：绝大多数的化疗药物可导致药物性肝损伤，一部分患者可有一过性药物性肝炎，出现乏力、进食量减少，或者出现化验结果显示转氨酶升高、γ-谷丙酰转移酶等胆酶异常，通过口服及静脉输注保肝药物通常可以使其恢复正常，化疗周期相对较长的患者可以在整个化疗期间口服保肝药物。此外，长期应用化疗药物可能出现肝脏脂肪变性，甚至肝硬化，奥沙利铂等药物可以引起特异性肝小静脉闭塞症等。

（6）神经毒性：化疗药物可以造成中枢和外周神经毒性。中枢神经毒性可表现为急性的非细菌性脑膜炎，以及慢性进展的偏瘫、失语、认知功能障碍和痴呆等，外周神经毒性包括感觉和运动神经损伤，感觉神经损伤可表现为四肢末端的感觉异常、感觉迟钝、烧灼感、疼痛和麻木，运动神经损伤可表现为肌无力和肌萎缩，如影响到自主神经功能，则可能出现膀胱张力减弱导致尿潴留、便秘，甚至麻痹性肠梗阻等。

10. 如果化疗能控制肿瘤，后期需要注意哪些不良反应

除了化疗药物的近期毒性，远期毒性也是需要了解和警惕的。

经过化疗，部分患者会出现骨髓造血功能减退，甚至骨髓功能衰竭，

表现为血细胞持续处于正常值较低范围，或轻度低于正常值，即使应用粒细胞集落刺激因子、重组人血小板生成素等，其白细胞、血小板水平仍"无动于衷"。有些人在经过较长时间的随访后出现第二肿瘤，或原发肿瘤复发需要再次化疗，医生往往需要酌情调整化疗的剂量以适应机体功能。此外，蒽环类抗肿瘤药物（如多柔比星、表柔比星等）存在累积性心脏毒性，即使已经停止化疗多年，发生心脏事件（冠心病、发作心衰等）的风险仍高于他人，需定期复查、及时就医。肝肾远期毒性如肝纤维化、脂肪变性、肉芽肿也有一定概率发生。

许多药物（如烷化剂）可直接损伤性腺而导致不育。此外，部分抗癌药物可以影响生殖细胞的染色体，引起胎儿畸形、早产，因此化疗药物的生殖毒性需要列入考量，尤其对于较为年轻、仍有生育需求的患者，可以在治疗前寻求生殖辅助治疗。

研究表明，长期化疗患者第二原发肿瘤的发生率会显著升高。此种毒性以接受烷化剂治疗的患者表现最为突出，以白血病、淋巴瘤及膀胱癌最为常见，通常发生于初次治疗的两年以后，5~10年是第二原发肿瘤发生的高峰期。此外，联合放疗时放射野第二肿瘤发生率进一步升高。

11. 化疗周期是多少天

化疗周期是根据药物半衰期及肿瘤倍增时间确定的，大多数方案从注射化疗药物的第1天算起，到第14天或第21天，即2~3周为一个周期。在一个化疗周期中，通常仅前1~3天采取静脉给药，根据化疗方案的不同，有些会有连续口服药物的给药，如返家自行口服化疗药物，一定要与医生确认好用药的量和天数。

那么，为什么不能连续用药，积极杀灭肿瘤细胞？

化疗的间歇期是人体对使用化疗药物产生的损伤进行修复和补充的时

间，机体需要时间分化、增殖同样遭受化疗药物毒害的黏膜细胞，需要对白细胞、红细胞进行生产补充，也需要一段时间在经历了化疗不良反应（如恶心、呕吐）后积极进食，补充能量。而间歇期的长短，不仅取决于患者自己的恢复情况，更取决于药物的代谢规律及药效动力学参数。化疗药物的使用周期是在动物试验及临床前试验中经过反复验证疗效，以药物毒性作用基本消失、机体正常功能基本得到恢复，而被杀伤的肿瘤细胞尚未得到修复作为界定最佳时间的依据。目前最常见的方案大多以 21 天作为 1 个周期，如肺腺癌的培美曲塞联合铂类 21 天方案、胃肠肿瘤的奥沙利铂联合卡培他滨 21 天方案，此外消化道肿瘤的 FOLFOX 方案是 14 天，密集型乳腺癌化疗方案是 14 天，不一而足。需要说明的是，对于无法耐受高强度化疗的患者，可以选择节拍式化疗，采用低剂量化疗药物，即相当于常规剂量的 1/10~1/3，不间断持续性；或高频率（每周 1~3 次）给药的化疗模式，在缩短治疗间隔并保证疗效的同时，减轻不良反应。

12. 化疗能不能推迟或暂停

实体肿瘤的化疗往往不是"一锤子买卖"。在明确恶性肿瘤诊断后，肿瘤科医生会制订一个季度甚至半年左右的方案，包括选择哪些药物作为一线治疗用药，根据患者身高、体重和身体状态确定初始药物剂量，拟定相对确定的治疗周期数和复查规划，如在治疗过程出现突发状况，再做紧急调整。

化疗药物对肿瘤细胞的杀伤遵循"一级动力学"杀灭的规律，即一定剂量的药物杀灭一定比例的肿瘤细胞，也就是说，一次化疗只能杀灭一部分的癌细胞，同时损伤人体的一部分正常细胞。每周期化疗用药结束后，身体正常细胞在这个时间段内修复，残存的肿瘤细胞也会再次生长，所以当身体恢复到可以接受下一次化疗的程度时，就需要进行下一个周期的化疗，因此需要多周期的化疗才能最大限度地杀伤肿瘤细胞。

如果在治疗周期未结束时中途停下来休息，将会大大增加肿瘤"死灰复燃"的机会。不仅如此，还可能使肿瘤在化疗药物的刺激下发生耐药突变（被称为"诱导耐药"），从而导致化疗方案过早失效，功亏一篑。因此，化疗尽量不要随意终止，如自觉不能耐受，可以和主管医生商量减量或用小剂量治疗维持，而不是直接停药。

那么，到了化疗周期内该用药的时间，推迟几天用药（化疗）行不行？

生活中可能有多种原因会造成化疗的推迟，如白细胞没有恢复正常、合并感染，或者身体出现别的问题，或者因为某些原因不能如期来住院，或者病房没有床位等。化疗日只是一个预计的日期，还没有研究证实让身体多休息的 2~3 天就会出现颠覆性的改变。在多数临床研究的要求里，化疗用药最多可以推迟两周。遇到不能按时化疗的情况时，需要临床医生对骨髓抑制情况的恢复情况、其他合并症的消除情况，以及患者其他情况进行综合考量协调住院用药事宜，大多患者推迟 1 周内可以正常得到治疗。

13. 化疗的疗效是怎么评估的

化疗其实是大多数人无奈的选择，我们付出了时间和金钱，忍受了化疗药物对身体的损伤，归根结底是期待化疗能有效地控制肿瘤。那么，我们要怎么知道化疗到底有没有效果？

针对不同的肿瘤类型及分期，所需要的化疗方案、化疗的周期数目都不尽相同。肿瘤科医生大多会用主观和客观两个维度去评估患者的治疗效果。主观上，我们需要关注患者的体力状况和精神状况，如果化疗前存在肿瘤相关的症状，如咳嗽、腹痛，我们也可以通过观察上述症状有没有得到缓解来判断化疗是否有效，如症状好转或消失，则说明化疗有效。客观上，我们最主要的就是看肿块小了没有，血液和骨髓里肿瘤细胞的比例少了没有。对于实体瘤，最关键的手段是影像学评估，化疗用药 2~3 个周期后（约两个月）进行相关影像检查。如果有可以评价大小的病灶，我们可以通过 CT 或核磁扫描肿瘤，获取肿瘤大小的关键数值，并评价肿瘤与周围组织的关系，部分没有办法用间接影像判断的患者，可以复查胃肠镜、气管镜等内镜检查，评估镜下组织的愈合情况及大小范围。肿瘤标志物也可以从侧面反映肿瘤化疗的疗效。现行的实体肿瘤疗效评价标准是医生运用"肿瘤完全缓解""肿瘤部分缓解""肿瘤稳定""肿瘤进展"这类的医学用语来总结这段时间的治疗效果。完全缓解是指症状和体征基本消失，并且持续 4 周以上；部分缓解是指肿块大小缩小 30% 以上，症状和体征部分消失；肿瘤稳定是指肿块缩小或增大都不超过 25%，而且没有新的病灶出现；肿瘤进展是指肿块增生或增大超过 25%，或者出现了新的肿块。

对于晚期姑息性化疗的患者，我们的治疗目的并不是一味把肿瘤打击到最小，更重要的是在保证生活质量的前提下限制肿瘤生长，来获得更长时间的有一定生活质量的带瘤生存期。

14. 什么是腹水

腹水是临床上常见的病症，各个系统疾病都会引起腹水。腹水是一种体征而非疾病，指腹腔内液体的病理性积聚。

腹腔中存在的液体可润滑肠道，促进肠蠕动，一般少于 200 毫升。当液体异常增加至 200 毫升以上时，病变造成的异常被称为"腹腔积液"，即腹水。

腹水患者可表现为腹痛、腹胀、腹泻、乏力、体重下降、腹部包块、浮肿等症状。部分伴有胸水，因腹水进入胸腔所致。

引起腹水的常见病因有消化系统恶性肿瘤、肝硬化、结核性腹膜炎等，不同病因的治疗方法和预后也不同。

15. 肿瘤合并腹水的原因有哪些

腹水的常见病因及发病机制

肝硬化：是首要病因。

病毒性肝炎、酒精性肝病、隐源性肝病、自身免疫性肝炎等均可进展为肝硬化，门静脉高压使腹水成为肝硬化最常见的并发症。

其中隐源性肝病占 5%~10%，可无症状，发现时常为晚期。

其发病机制有以下几点：

（1）门静脉压力增加：腹腔脏器毛细血管床静水压升高，组织间液回吸收减少而漏入腹腔。

（2）血浆胶体渗透压降低：血管内液体进入组织间隙，在腹腔可形成腹水。

（3）肝淋巴液生成过多：肝静脉回流受阻，肝内淋巴液生成增加，超过胸导管引流能力，淋巴管内压力升高，大量淋巴液渗出至腹腔。

（4）有效循环血容量不足：交感神经系统兴奋、抗利尿激素分泌增多，使肾小球滤过率降低及水钠重吸收增加，导致水钠潴留。

恶性肿瘤：是第二大常见的腹水原因。

消化系统最多见，包括胃癌、胰腺癌、胆管癌、肝癌、结直肠癌等，其中男性发生腹水较女性更常见。

妇科恶性肿瘤以卵巢癌、宫颈癌、子宫内膜癌常见，部分女性患者确诊时就可能出现腹水。因此男性要注意消化系统肿瘤的筛查，女性要注意妇科肿瘤的筛查。其发病机制较复杂：肿瘤侵袭使毛细淋巴管重吸收功能发生障碍，血管内皮生长因子分泌过多，使毛细血管通透性增加，促进腹水形成。

心血管疾病：右心衰竭是最常见的病因。

其腹水发生机制为：

（1）有效循环血量不足，肾血流量减少，肾小球滤过率降低，继发性醛固酮分泌增多，水钠潴留。

（2）体循环静脉压升高，毛细血管静水压升高，组织液回吸收减少。

（3）淤血性肝硬化导致蛋白质合成减少，继发低蛋白血症，血浆胶体渗透压下降。

肾脏疾病：肾小球疾病、肾病综合征等肾脏疾病均可导致腹水。

由于长期大量蛋白尿造成血浆蛋白减少，血浆胶体渗透压降低，液体从血管内进入组织间隙而产生水肿。腹水是全身性水肿的一部分。

感染：常见的因素有结核、细菌、寄生虫等。

结核性腹膜炎在青年男性中最常发生，90% 的患者可发生腹水，是腹部最常见的表现。多为肺结核腹膜播散，也包括肠道、输卵管结核。

胆胰疾病：胆管和胰腺发生炎症或损伤，可导致胰源性、胆汁性腹水。

胰源性腹水占腹水患病率的 1%，常见的病因是慢性胰腺炎。有研究表明，腹水有助于评估胰腺炎的严重程度、判断预后。其发病机制复杂：

（1）胰管结构损坏，导致胰液漏入腹腔。多见于胰腺炎症。

（2）漏入腹腔的胰液引起慢性腹膜炎症，抑制腹水的重吸收，引起大量顽固性腹水。

（3）多种胰酶分泌增加，引起微循环障碍，导致腹水形成。

（4）炎症或病变时，可致淋巴回流障碍，导致淋巴液向腹腔渗出而形成腹水。

结缔组织病：系统性红斑狼疮常见。

发病机制可能为感染、局部缺血等。

营养不良：低蛋白型营养不良（又称"水肿型营养不良"）。

主要是由机体蛋白质摄入不足或丢失过多引起的，导致血清蛋白质水平下降及全身水肿，可伴有腹水。当机体高分解状态得到纠正，给予营养支持后，腹水可消失。

其他病因。

子宫内膜异位症、嗜酸细胞性胃肠炎、原发性甲状腺功能减退症等。

16. 哪些肿瘤会引发腹水

腹腔内原发肿瘤（发生率依次为卵巢癌、子宫内膜癌、肝癌、结肠癌、胃癌、胰腺癌）；继发性腹腔肿瘤或者肿瘤并发有广泛性的腹膜种植、转移和播散的病例；腹腔外肿瘤如乳腺癌、恶性淋巴瘤及白血病腹腔转移或腹膜浸润等也很常见；原发于腹膜的恶性肿瘤临床上较少见；恶性肿瘤间接导致的营养不良或原发性腹膜炎等也是引发恶性腹水的原因。

17. 腹水会引起哪些不适症状

早期一般会出现乏力、纳差及腹胀症状，腹胀会随着腹水量增多而加重，严重者出现脐疝。

大量腹水会导致压迫症状，引起胸腔积液，出现胸闷、呼吸困难等症状，此时会合并活动困难、气喘。

如果腹水合并感染，则会出现发热及腹痛症状。

若出现肝肾综合征，患者会出现少尿甚至无尿症状。

18. 哪些检查有助于腹水的判断

腹部超声是影像学检查腹水最常用的手段，它具有简单、无创、费用较低的优点。腹部超声检查可以确定有无腹水及腹水量，初步判断腹水来源与位置（肠间隙、下腹部等），也可通过超声引导定位进行腹部穿刺和腹水引流。另外，腹部 CT 和核磁检查也可帮助检查腹水情况，但检查费用相对超声来说较为昂贵。

腹腔穿刺抽取适量腹水操作简单、安全，通过对腹水样本的检验了解腹水的理化性质，并可对其进行微生物学和细胞学的分析，明确腹水性质，或早期发现潜在感染。

19. 肿瘤相关腹水的治疗手段有哪些

一般治疗

（1）支持治疗：除保证各种营养能量的供给外，适当给予血白蛋白或输注新鲜血浆。

（2）利尿剂治疗：适用于中等量以上的腹水患者，治疗过程中要注意监测电解质。

（3）腹腔置管引流。

抗肿瘤治疗

（1）全身化疗：对于淋巴瘤、卵巢癌、乳腺癌等对化疗较敏感的肿瘤，全身治疗可能收到良好效果。

（2）腹腔内化疗：腹腔内化疗是将化疗药物注入腹腔内，使化疗药物与肿瘤接触更为直接并相对较小，在疗效观察过程中，一般情况下患者均可耐受药物作用。化疗敏感药物因人而异，对恶性腹水疗效较好。

（3）精准控温腹腔热灌注化疗：腹腔精准热化疗是通过体腔热灌注治疗仪，监测入体及出体药液温度，经过调控将药液温度精确控制在 43℃，运用热效应选择性地杀死肿瘤细胞，控制肿瘤转移灶的治疗方法，热疗治疗过程中辅以化疗，发挥热化疗的协同作用。

（4）血管内皮生长因子抑制剂：血管内皮生长因子是一种具有促进血管生成活性的多功能细胞因子，在肿瘤生长、血管生成和转移中起重要作用，还可通过增强毛细血管的通透性参与癌性腹水的形成，因此抗血管内皮生长因子抗体可用于治疗恶性腹水。贝伐单抗是人源化的单克隆抗血管内皮生长因子抗体，可以特异性地作用于血管内皮生长因子，从而抑制血管生成和改变毛细血管通透性，对腹水的治疗有一定效果。

（5）卡妥索单抗：卡妥索单抗是一个针对表面抗原－上皮黏附分子（Ep-CAM）且具有活化患者本身免疫系统的抗体，能同时激活 T 细胞和免疫辅助细胞，从而破坏拥有 Ep-CAM 的靶肿瘤细胞。卡妥索单抗可用于高表达 Ep-CAM 的癌症腹膜扩散所引起腹水的治疗，减少腹水引流的次数及延长免于腹水引流的时间。目前，卡妥索单抗治疗因胃癌引起的恶性腹水患者的中国中心临床试验已经开启。

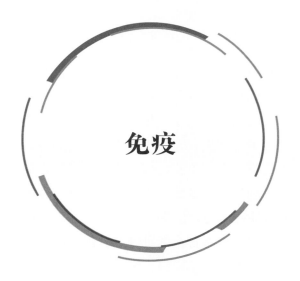

免疫

20. 什么是人体的免疫系统

人体为了保持自身的平衡及健康，有一个特有的免疫系统。它相当于我们体内驻扎的一个国家安全部队，这个部队里面有多种不同角色的保障人员，如警察、公安、法官等，他们相互协助保证"社会安全稳定"（身体健康和内环境稳定），防止有害物质进入体内后导致一些疾病的发生。人体免疫系统具有免疫监视、免疫防御、免疫调控的作用，就像网络监管人员一样，他们时时刻刻盯着电脑，收集信息，判断分析，把不法分子给揪出来，类似防火墙能起到免疫防御的作用。免疫系统由免疫器官、免疫细胞和免疫分子组成，免疫器官包括骨髓、脾脏、淋巴结、扁桃体等，免疫细胞包括淋巴细胞、单核吞噬细胞、中性粒细胞、肥大细胞等，免疫分子包括抗体、溶菌酶、补体、免疫球蛋白、干扰素、白细胞介素等。免疫系统有些是生下来就有的免疫能力，被称为"固有免疫"（非特异性免疫），有些是在后天逐渐形成的，被称为"适应性免疫"（特异性免疫）。其中适应性免疫又分为体液免疫和细胞免疫。负责体液免疫的细胞是 B 细胞，负责细胞免疫的细胞是 T 细胞，B 细胞产生浆细胞和记忆细胞，浆细胞产生抗体——免疫球蛋白，体液免疫反应快，细胞免疫则相对较慢，细胞免疫与体液免疫相互配合，共同发挥免疫效应。

21. 既然人体有免疫系统，为什么还会得癌症

得了肿瘤，非常不幸，治疗起来很麻烦，幸运的是现在医疗技术发展

非常快，尤其是近几年，免疫治疗风起云涌，让很多癌症患者看到了希望。那么，什么是免疫治疗？为什么要用免疫治疗？

我们先从癌症的发生说起，癌症的发生、发展与机体的免疫状态有关，就像一个家里有好几个孩子，在他们遗传基因类似、生活环境类似的情况下，为什么有些人得癌症、有些人不得癌症？这就说明免疫力起了一定作用，肿瘤细胞是从自身正常细胞演变而来的。它们是人体内的"叛乱分子"，也时时刻刻受到免疫系统的监控。如果免疫系统出现问题，肿瘤细胞就失去控制，出现侵袭、转移，如果人体免疫系统能正常发挥作用，就可以及时遏制这些肿瘤细胞增长，甚至将它们完全剿灭干净，就可以使肿瘤发展减缓，甚至得到治愈。

既然人体有免疫监视系统，那人为什么还会得癌症呢？这是因为免疫系统也有"打瞌睡"的时候，或者是"不法分子"变着花样更换伪装，肿瘤细胞特别聪明，它会分泌一些因子，释放特殊物质使免疫细胞不能或不会识别肿瘤细胞，来逃避免疫细胞的攻击，我们将其叫作"免疫逃逸"。就像一个国家，如果处于无政府管理状态，法制措施不能很好地贯彻下去，社会就不稳定，久而久之，国家就会解体，对应地，人就得了癌症。

22. 如何提高人体免疫力

免疫力很重要，和癌症的形成息息相关，那么如何改善免疫系统功能，提高身体战斗力呢？这是大家非常关心的一个话题。提高人体免疫力，需要我们内在调整和外部干预两手抓。

内在调整就是从我们的衣食住行着手，尤其是饮食。全面、均衡、适量的营养很重要。自然界可供人类食用的食物品种繁多，功用各异。维持人体日常需要的营养素种类有蛋白质、糖类、脂肪、矿物质、维生素、食物纤维素和水 7 大类。它们各有其特殊的生理功能，共同参与人体的代谢活动。自然界任何种类的单一天然食物都无法提供人体所需的全部营养素，必须多种食物按一定比例搭配，才能满足人体合理的营养需求。因此合理营养强调的是"三化"：第一是"多样化"，每天食物种类越多越好，最好十种以上，千万不要挑食和偏食，不要忌口；第二是"平衡化"，饮食搭配合理（冷热搭配，粗细搭配，荤素搭配），要多吃防癌抗癌的食物，如优质蛋白质、优质脂肪、绿色蔬菜、坚果，少喝含糖饮料，不吃霉变、过期、污染的食品；第三是"天然化"，不吃重度加工食品，如腌制、烧烤后的食物等。在行为方面要适当地参加体育锻炼，适度地劳逸结合，现代人宁愿宅在家里也不愿意出去活动是最大的弊病。人体生物钟正常运转是人体健康的保证，而生物钟紊乱则是亚健康状态的开始。保持良好心态也是非常关键的，癌症患者发病前的不良生活事件发生率往往较高，现代医学研究表明，长期不良的精神、心理因素可能会改变机体的免疫状态，抑制免疫系统的功能，降低免疫监视、免疫杀伤的功能，在致癌因素的作用下，导致肿瘤的发生和进展。精神创伤、好生闷气、性格不开朗、爱较真、仇视社会等不良心理因素一定要逐渐纠正或摒弃。

外部干预包括改善外在环境污染（如空气、饮水、食材等的污染）及药物干预。环境问题（从国际到国家层面上都已充分认识到其重要性）国家已经开始重视，从我们自己做起，就是要保护环境、远离污染。我们期待碧水蓝天的那一天。药物干预就是打疫苗，也是一种积极预防肿瘤的措施，比如乙肝疫苗、HPV 疫苗，疫苗在预防肝癌、宫颈癌方面都能起到积极的作用，但一定要科学防治、科学注射，不能自行乱用。

总而言之，欲提高免疫力，应记住 16 个字：合理膳食，适量运动，保持乐观，科学预防。

23. 免疫治疗和化学治疗、靶向治疗有什么不一样

　　当前，肿瘤治疗进入了一个多元化时代，尤其是在内科用药方面，继传统的化疗之后，又出现了靶向治疗、免疫治疗，它们既可以单用，也可以联合运用，治疗效果各有千秋，那这些方法之间到底有什么区别呢？下面，我们就来聊一聊。

　　对于化疗，大家并不陌生，它是一种利用化学药物来杀死癌细胞，抑制癌细胞生长、繁殖，以及促进癌细胞分化（由高度恶性生物学特性转向类似正常细胞生物学特性方向）的一种治疗方式，有口服药物，也有静脉注射药物，是一种全身治疗手段，对原发灶和转移灶都有作用。化疗药物精确性不足，没有方向性，它既可以杀伤癌细胞，也可以杀伤正常细胞，尤其是杀伤人体中生长发育比较旺盛的血液、淋巴、组织细胞等，而这些细胞和组织是人体重要的防御系统，这也正是大家所担心的：化疗破坏了（这些细胞和组织）人体的免疫系统，可导致多种并发症发生，如骨髓抑制、脱发、口腔溃疡、腹泻、感染、食欲不振等，也就是所谓的"杀敌一千，自损八百"。但化疗也有它的优势，对于敏感度比较高的肿瘤，它有很好的治疗效果，可以尽快地控制病灶，如血液系统肿瘤、生殖细胞肿瘤、小细胞肺癌等。

　　靶向药物的原理就是针对癌症基因片段（特定的驱动癌症发生和发展的基因产物）而设定的配对片段，与特定的基因产物片段相结合，使其失去活性，从而发挥抗癌的作用。靶向治疗，就像精准的生物导弹一样，提前设定好敌人的靶点，标记好了就能直接打对地方，精准度比较高，能分清敌我，不会伤及无辜，不良反应相对就会少一些，当然任何药物都有一些不良反应，不过侧重点不同。特有的靶向药物需与基因检测相匹配，患

者才能从治疗中获益，否则盲目应用不仅无效，还会耽误最佳治疗时间。在不同的肿瘤中，基因突变情况不同，所以现在出现了"同病异治，异病同治"的模式，"同病异治"就是一种癌症通过基因检测细化选择不同的靶向药物，"异病同治"就是一种靶向药物可能在（具有）相同靶点的癌症中都有效。当然对于泛靶点药物，大家口中的抗血管药物不需要做基因检测。

免疫治疗的原理是通过免疫药物的应用，帮助机体免疫系统重新建立识别癌细胞的能力，解除肿瘤细胞对机体免疫系统的抑制作用，识别"伪装"的癌细胞，以此来达到杀死癌细胞的目的。免疫药物在治疗过程中起到衔接及激活的作用，免疫具有记忆性，所以它的不良反应小，疗效持久，停药以后有些人的疗效还可以继续维持，这就是免疫治疗与靶向治疗的重要区别之一。同时免疫治疗也不像靶向治疗要求得那么严格，必须得有合适的靶点，免疫治疗具有普适性，对靶点要求没有那么严格。

24. 免疫检查点抑制剂抗肿瘤的原理是什么

免疫检查点抑制剂是目前最受关注的免疫疗法，因为它适应证很广，在很多实体瘤里都有不同程度的效果。目前国外已经上市的免疫检查点抑制剂有三种，以上市时间为序，分别是 CTLA-4 抑制剂、PD-1 抑制剂和 PD-L1 抑制剂。相比于 CTLA-4 药物，PD-1/PD-L1 抑制剂不良反应更小，而且整体疗效更好。目前普遍认为，它们会成为未来癌症治疗的中坚力量。

那 PD-1/PD-L1 这样的免疫检查点抑制剂到底是怎么起效的呢？简单而言，就是帮助免疫细胞识别癌细胞，使处在"吃瓜群众"状态的免疫细胞重获战斗力。

PD-1/PD-L1 这两个蛋白，平时的功能是为了防止免疫细胞误伤正常细胞。正常细胞表面表达 PD-L1，免疫细胞表面表达 PD-1，它俩是一对"鸳鸯"，一旦结合，免疫细胞就知道，对方是好细胞。

但这个机制被一些癌细胞学会了，成为癌细胞逃避免疫细胞杀伤或抑制免疫细胞的一个关键套路。癌细胞通过表达大量 PD-L1 蛋白来结合免疫细胞表面的 PD-1，从而"欺骗"免疫细胞，传递一个错误信号：对方是好细胞，不要杀死它。

PD-1 抑制剂也好，PD-L1 抑制剂也好，作用原理很类似，就是"棒打鸳鸯"，把它俩强行拆开，从而打破这种抑制。抑制消除以后，免疫细胞就像打了鸡血一样，会对癌细胞展开攻击。

25. 免疫疗法到底是怎么工作的

免疫细胞是我们身体的保护神，正常情况下，能清除掉一看就不是"好人"的癌细胞。免疫细胞清除癌细胞需要两个重要步骤，第一步是识别，第二步是消灭。

首先是识别。免疫细胞需要识别肿瘤细胞的一些表面特征，判断它是不是"坏蛋"。其次，免疫细胞还不能光发现癌细胞，还需要清除它们。

癌症的发生，说明免疫细胞的监管作用失灵了，这叫作"免疫逃逸"。识别和消灭这两步中，至少其中一步出了问题。有些时候，是识别系统出了问题，因为癌细胞通过伪装，外表看起来像"好人"，免疫细胞无法识别。还有些时候，是消灭这一步出了问题。免疫细胞明明识别了癌细胞，但却没啥反应，处于"围观吃瓜"的状态。为什么会出现这种情况呢？这是因为癌细胞很聪明，它们能给免疫细胞发送各种信号，来抑制免疫细胞的活性。

免疫疗法就是要修复这些缺陷，帮助免疫细胞识别癌细胞，或者帮助免疫细胞消灭癌细胞。免疫细胞疗法主要是帮助免疫细胞识别癌细胞，而免疫检查点抑制剂，则主要是帮助免疫细胞消灭癌细胞。

26. 影像学检查显示肿瘤增大，是不是说明免疫药物无效

　　大家都希望用了免疫药出现奇迹，也就是肿瘤缩小，但是在临床工作中并不总是如人所愿。我们有时候做一些影像学检查，如CT、核磁、超声等，发现肿瘤较用药前还增大了，是不是肿瘤增大了免疫药就一定无效呢？其实不然。

　　在接受免疫治疗的过程中，大约10%的患者可能会出现肿瘤先增大，在继续用药后才缩小的情况，这就是我们所谓的"假进展"，甚至有些人在停药后肿瘤才缩小，这些都是免疫药物和化疗药物在治疗肿瘤方面的区别，尤其是在判断肿瘤是否进展方面所用的判断标准是不同的。

　　为什么会出现假进展呢？这是因为我们用了免疫药物以后，可以激活免疫T淋巴细胞，这些细胞大量进入肿瘤细胞区域，从影像学角度看肿瘤就变得比以前肿胀了，长大了。实际上，我们原有肿块周围增大的这一部分不是肿瘤，而是免疫细胞。就比如说，我们看见一群人聚成一个圈，这个圈最里层是肿瘤组织，而圈外呢，是"围观群众"，其实打架的就只有两个人。所以说如果出现这种情况，建议大家一定请医生给予准确的判断，不可盲目停药或垂头丧气，影响治病情绪。

27. 如何判断免疫药物应用过程中肿瘤的假进展

我们在应用免疫药物的过程中，首次评价时间大部分在 6~8 周，可以出现三种情况，一种是肿瘤缩小，一种是肿瘤不变，一种是肿瘤增大。缩小和不变时患者和患者家属都比较高兴，增大就比较闹心，因为在增大的情况里面又分为"假进展"和"真进展"。进展明显的又叫作"超进展"，是临床医生最不愿意看到的现象。

如何判断免疫药物的假进展，目前临床上最准确的是做病灶穿刺，获取病灶组织行病理学检查，看肿瘤细胞周围是不是有大量淋巴细胞浸润，但说起来容易做起来难，因为穿刺毕竟是有创操作，有些地方穿刺难度大、风险大；有时穿刺取材的有限性也会带来一定的假阴性，所以非常考验穿刺医生和病理医生的水平，在很多县级医院很难开展。那我们有没有简单、无创的判断方法呢？

方法有很多，但需要综合分析。首先我们可以询问患者的主观感受，就是用了药以后症状有没有减轻？因为每种肿瘤发生或侵袭的部位不同，表现也不一样，如咳嗽、胸痛、咯血、腹痛、腹泻、食欲减退、乏力等，这些都是以主观感受为主，如果患者的主观症状明显减轻，即使影像学检查提示肿瘤进展，我们可能也需要继续用药，继续观察。

其次是观察肿瘤标志物的变化，如果肿瘤标志物指标下降，这也是好现象，但是我们在临床工作中也碰见有一过性升高的情况，也就是肿瘤坏死将自身抗原释放入血，故出现肿瘤标志物指标的一过性升高，此后下降。在影像学方面，我们可以选择功能影像学，比如 PET-CT 中 SUV 值的变化，核磁中信号强度的变化，CT 中密度值的变化，为临床医生提供判断依据。总之，如果患者病情不是在快速恶化，我们可以一边用药一边观察，4 周后再次确认治疗效果。

28. 免疫治疗有不良反应吗

　　免疫药物的出现为肿瘤治疗开通了快车道，可以说"免疫疗法"是现在抗癌领域最火爆的概念，改变了很多患者的命运。免疫治疗之所以让人激动，主要是因为两点：

　　免疫治疗能治疗已经广泛转移的晚期癌症。部分标准疗法全部失败的晚期癌症患者，使用免疫治疗后，取得了很好的效果。

　　免疫治疗有"长拖尾效应"。响应免疫治疗的患者（即对免疫疗法有反应的患者）有很大机会高质量长期存活，这批曾经被"判死刑"的晚期癌症患者通常被称为"超级幸存者"！这也是大家热捧它的原因。但正如古话所说：任何事物都有利有弊，免疫治疗也不例外。除了上面说的好处外，它也会引起不良反应，当然它的总体不良反应发生率远远低于化疗药物和靶向药物，和我们以前所熟知的脱发、恶心、呕吐、腹痛、腹泻、乏力、骨髓抑制等可能都不一样，因为免疫细胞和免疫因子（分布的广泛性）存在范围广、涉及脏器多的特点，所以免疫不良反应发生可以从里到外，从上到下，无一幸免，不好估计出现时间，可以在用药中，也可以在停药后，所以我们在用药过程中，应该特别地谨慎小心，叮嘱患者或家属，出现不适随时就诊。针对每一个个体、不同肿瘤、不同免疫药物，出现的不良反应也可能不一样，有些是特有的，比如卡瑞利珠单抗的毛细血管扩张症（也叫反应性毛细血管增生症），而其他更多的免疫药物是没有特异性症状的，需要临床医生具体分析。

29. 免疫药物不良反应和疗效有关系吗

免疫药物现在越来越普及，经常有患者或家属问这样一个问题："医生，你说大多数人用完药以后都有不良反应，我没有，是不是这个免疫药物在我这里不起作用呀？"其实免疫药物的不良反应是我们临床医生最不愿意看到的，在现实中有些患者会出现特别严重的不良反应，如心肌炎、肺炎、垂体炎，甚至导致死亡。这些不良反应远远超过治疗带来的获益，严重影响了患者的生活质量。目前还没有明确的理论研究认为药物的不良反应和治疗效果之间有明确的联系，要判断这个药有没有效，主要还是要通过患者的临床表现，以及影像学和肿瘤标志物来综合判断。

30. 那么多免疫药物，我到底该选哪一种呢

在诊断癌症后，如果需要用免疫药物，医生会给患者或患者家属提供几种选项，到底该选哪一种免疫药物呢？就像我们去饭店吃饭，如果在改革开放前，可能就只有简单的老三样（馒头、包子、咸菜），选择起来不难，但现在食品种类丰富了，很多人去饭店点菜反而出现了选择困难综合征。现在免疫药物特别多，有进口的，也有国产的，价格也各不相同，到底选哪种药物，一般要遵循这样几个原则。

（1）指南推荐：肿瘤治疗大家参考的指南有 NCCN 指南（美国国立综合癌症网络）、ESMO 指南（欧洲肿瘤内科学会）、CSCO 指南（中国临床

肿瘤学会），但不同指南因为更新周期不同，有时会有一些小的改动而不尽相同。

（2）已经有大型数据（前瞻性随机对照临床研究）出台，但因为指南更新周期的问题尚没有纳入。

（3）是否纳入医保：因免疫药物做临床研究时所选瘤种不同，或者数据出来的时间早晚不同，有些免疫药物进了医保，有些没进医保，有些在复发或转移一线能报销，有些在二线能报销，有些在后线能报销，有些在局部进展期或术后辅助能报销，总的来说就是每种免疫药物医保所批的适应证会稍有不同，不同瘤种、不同线数可能也会不同，大概每半年或一年医保目录会更新一次，医生会根据最新医保目录情况，帮助患者选择，并协助其进行医保申请，申请时间各地稍有不同。

（4）有指南，有数据，但因为经济问题不能承受的患者，可以考虑加入临床试验。

（5）其他特殊情况另行讨论处理。

31. 什么是 MDT，为什么肿瘤患者需要 MDT

肿瘤诊治过程中涉及内科、外科、放疗科、介入科、影像科、病理科等多个学科。而各专业的精细化分工及研究深度的增加限制了不同亚专业知识的全面把握。

在肿瘤治疗方面，内科、外科、放疗是常用的三驾马车，随着分科越来越细，专业的精准度提高，各个学科之间相互渗透，以及疾病的复杂性，在肿瘤患者漫长的诊治过程中，其疾病可能会涉及很多科室的专业范畴，在肿瘤发展的某一个具体时期，该用哪一种治疗手段，或者说哪一种治疗手段此时此刻最适合该患者，就需要很多科室的医生坐在一起讨论利弊。

在传统治疗模式中，肿瘤患者的治疗方案受到最先就诊的科室或接诊医生的影响。如外科医生首先接诊，则优先考虑能否手术将肿瘤切除，若无法切除一般转至肿瘤内科化疗，或放疗科放疗；如介入科医生接诊，则首先考虑能否行肿瘤局部的介入治疗；如果患者同时合并有糖尿病、心功能不全等基础疾病，可能还需要到内分泌科或者心内科进行术前的纠正治疗。在这一过程中，患者被多次转诊，重复检查，耗时费神不说，还可能因此延误病情，错过最佳治疗时机。

多学科诊疗（MDT）模式的出现很好地解决了这一问题。这一模式的诊疗包含其所患疾病可能涉及的外科、内科、放化疗科、影像科、病理科等多个科室的专家，大家共同制订合理的治疗方案，最大限度地减少了患者的误诊误治，减少了患者多次就诊挂号的步骤，缩短了等待接受科学治疗的时间，所以说有条件的医院开展 MDT 是惠及患者的一项举措。

32. 什么是"热肿瘤"和"冷肿瘤"

免疫治疗前，医生给患者或家属讲解时，经常提到两个词："热肿瘤"和"冷肿瘤"，说"热肿瘤"治疗效果好，"冷肿瘤"用免疫药物效果不好。那么什么是"冷肿瘤"？什么是"热肿瘤"？难道肿瘤还有冷、热之别？难不成我们要拿个温度计去测一测肿瘤的温度吗？

其实这只是一个比喻。热肿瘤，也叫"有免疫源性的肿瘤"：就是一块肿瘤组织取下来，拿到显微镜下仔细看，发现在癌细胞的周围和附近，已经聚集了不少免疫细胞，如 T 细胞、B 细胞、巨噬细胞等，当然这些免疫细胞，有的是能抗癌的免疫细胞，有的则是"助纣为虐"的免疫细胞。但是无论如何，已经有这么多免疫细胞聚集在肿瘤组织里了，很有可能这里曾经发生过免疫细胞与癌细胞的"殊死搏斗"，只不过癌细胞"魔高一尺"，免疫细胞由于种种原因暂时"败下阵"来了。但是，毕竟这里曾经发生过战斗，战场还"火热"着呢。检查点抑制剂解除了肿瘤对 T 细胞的刹车（抑制）效应，然后这些 T 细胞可以轻易地（不经过集结、运输，就地发挥肿瘤杀伤作用）将燃烧的火焰吹向癌细胞的根据地，所以说免疫检查点抑制剂对"热肿瘤"最有效。

冷肿瘤，也叫"无免疫源性的肿瘤"：肿瘤组织中没有或者只有很少的免疫细胞。有时我们也把这样的情况叫作"免疫沙漠"，没有水，一棵草也长不出，更不要说打仗的战士了。一般认为，这类患者单独使用免疫治疗，疗效是不佳的，我们需要一方面通过联合放疗、化疗、溶瘤病毒、肿瘤疫苗等增加肿瘤抗原的释放，吸引免疫细胞向肿瘤集结；另一方面通过抗血管靶向药物为免疫细胞疏通道路，促进免疫细胞向肿瘤内运输，让肿瘤组织中聚集免疫细胞（也就是所谓的让"冷肿瘤"变成"热肿瘤"）。而"炒热"肿瘤的办法，有联合放疗、化疗、溶瘤病毒、肿瘤疫苗、免疫细胞治疗、恰当的靶向治疗等多种方法。

33. 免疫治疗的不良反应有哪些，如何判断它的轻重

目前大家对免疫治疗关注度越来越高，2013 年免疫治疗登上《Science》杂志的榜首，2018 年诺贝尔奖颁给了肿瘤免疫治疗。免疫治疗在人类抗肿瘤历史上具有里程碑的意义。

但是，免疫治疗也有不良反应，主要是免疫检查点抑制剂改变机体免疫平衡，带来一些免疫紊乱，造成了自身免疫性炎症。PD-1/PD-L1 抗体会引起如免疫性甲状腺炎、肺炎、心肌炎、肠炎、肾炎、肝炎、皮肤病变等不良反应，CTLA-4 抑制剂需要更多地关注结肠炎、垂体炎的症状，CAR-T 细胞的治疗，会释放很多炎性因子，引起炎性因子风暴，短期造成机体严重的损伤，这些不良反应可能会单一出现或者多系统受损，联合用药时不

良反应发生率会大大增加，临床表现可轻可重。现在已经有很多指南对其进行分级，不同级别临床表现各异，这些临床表现与各个脏器的功能密切相关，我们要进行综合分析，辨明是免疫药物的不良反应还是合并用药的不良反应。

目前有很多国内外指南已经相继出台，给予明确指导。一般来说 I / II 级免疫相关不良反应较轻，可以观察或加用糖皮质激素类药物（甲状腺功能异常、血糖异常患者加用相应药物）；III / IV 级较重，必须住院治疗，I / II 级如果不积极干预，部分患者可能转变成 III / IV 级，尤其是心脏和肺部的病变发展快，极易导致不可预知的后果。所以，不同疾病，不同个体，发生的免疫风险不同，结局也不同。与此同时，我们还需要密切观察不良反应的发生率和致死率之间的关系。

34. 哪些疾病不适合行免疫治疗

免疫药物是一种治疗肿瘤的新型药物，在某些瘤种里发挥着很好的作用，但是也不是说每个肿瘤患者都能用免疫药物，因为有一些特殊的人群应用它以后反而会"雪上加霜"，对治疗非常不利，所以在用免疫药物前一定要进行细致的评估工作。

首先，要了解患者的药物过敏史，对多种药物过敏的特殊体质人群，应用时需要格外小心，应尽量避免使用。对于高度过敏人群，甚至不应应用。或者是在确无有效替代药物且患者及家属能接受不良反应的前提下，在密切观察下谨慎应用。

其次，要了解患者既往有哪些基础疾病，因为有一些疾病，如各种类型的结缔组织病（大家熟知的系统性红斑狼疮、类风湿关节炎、间质性肺炎等）或炎症性肠病处于活动期时绝对不能应用免疫药物，至于缓解期能否应用，应用后获益多少，需要医生和患者共同商量决定，以找到一个平衡点。各种活动性感染，如细菌、真菌、结核、病毒（乙肝、丙肝等）感染，在积极控制感染后允许加用免疫药物。

脏器移植术后的患者是一个特殊人群，他们需要长期用免疫抑制药物来抗排异，更容易罹患恶性肿瘤，大部分专家认为针对这一类人群用免疫药物相对风险大，不提倡应用，只有对于能明显获益的瘤种且出现免疫不良反应后有积极替代方式的移植后人群才建议尝试，如肾移植患者得了皮肤黑色素瘤，免疫获益机会大，如出现免疫性肾炎、肾功能衰竭可以用血液透析来解决，我们可以尝试用免疫药物；同样一个肝移植患者，其出现肺癌后，用不用免疫药物就需要掂量，需要多学科专家及患者、患者家属共同商量后决定。因为在肿瘤的治疗中，应用免疫药物的目的是激活免疫，稍有不慎就容易打乱平衡，导致原有疾病复发，抗排异失效。

35. 使用免疫疗法需要做基因测序么

使用靶向药物之前，我们都需要先进行基因测序，只有携带特定基因突变的患者，才被推荐使用某种靶向药物。比如，用 EGFR（表皮细胞生长因子）靶向药之前应该检测 EGFR 基因突变，用 ALK（间变性淋巴瘤激酶）靶向药物前应该检测 ALK 基因融合。

那使用免疫疗法，如 PD-1/PD-L1 抑制剂之前，也必须做基因测序么？或者说有没有哪一个生物标志物能表明这个患者用免疫药物就一定能有效，而另一个患者就无效呢？其实免疫系统和基因突变关系很复杂，如何找到更好的疗效预测标记物，筛选合适的患者使用 PD-1/PD-L1 抑制剂是整个肿瘤免疫治疗领域最热门的研究课题。

据最新研究显示，肿瘤基因突变负荷多（TMB 高），PD-L1 蛋白表达高，微卫星高度不稳定（MSI-H）/错配修复缺陷（dMMR），肿瘤负荷小的患者，使用药物后免疫细胞被激活越多的患者，使用 PD-1/PD-L1 抑制剂的疗效更好。但我们也发现这些患者也不是百分之百有效，而阴性患者也有可能有效，也就是说基因检测预测疗效并不完美，期待科学家们努力研究，揭开癌症免疫精准治疗的神秘面纱。

36. 免疫药物因不良反应停用后还能再次启用吗

"是药三分毒"这句话，想必大家都不陌生，免疫药物在使癌症患者获益的同时，也不可避免地会出现一些不良反应，对患者来说是一个不小的生存挑战。停药接受对症治疗以后有些患者可以好转，好转以后能不能再用以前的药物呢？这样的再挑战或者说重启，到底是利多，还是弊多呢？大部分人还是觉得有些害怕，其实这个问题也纠结着每一位参与其中的人（包括患者、患者家属、医生）。

首先，我们必须了解患者出现免疫不良反应的轻重程度，有些不良反应轻，有些不良反应比较重，有些甚至会危及生命。有些累及重要脏器，有些累及的器官代偿性比较强，用替代治疗手段可以解决，所以累及重要脏器且程度重者尽量不要重启，如心脏、肺脏。因为有数据提示，在接受相同免疫治疗的患者中，30% 会出现与之前相同的不良反应，4.4% 出现了不同的症状。如果不良反应是结肠炎、肝炎和肺炎，其复发率会更高一些，如果是肾上腺功能障碍，其复发率要稍微低一些；心肌炎和神经病变的死亡率比较高。也就是说，如果患者当时的不良反应是结肠炎、肝炎和肺炎，我们在挑战的时候就要特别谨慎，如果是心脏、神经病变则尽量不要重启。免疫治疗再挑战出现不良反应时间和以前基本相似，但发生严重的不良反应比例可能会稍高一些，但致死率没有升高，有人认为这与医生的处理能力提高、家属的警惕性增强、患者能够及早就诊相关。所以出现免疫相关不良反应，患者能不能对免疫治疗发起再挑战，答案是因人而异的，选择药物时也尽量避免应用同一种药物，可更换为另一类或另外一个厂家的药物，因为从目前数据来看不同厂家的 PD-1/PD-L1，它们的不良反应是有所不同的，应用的时候还是应保持高度警惕。

37. 免疫药物起效后什么时候能停药

许多患者在用免疫药物前纠结该不该用，用后担心不良反应和效果，好不容易看见效果，又开始想知道什么时候就可以停药。这一系列的问题总是萦绕在大家耳边，停药一般分为两种情况：

一种就是用免疫药物的过程中出现严重的不良反应（根据临床表现及化验、影像学等一般分为 4 级，极个别只有 3 级），出现Ⅲ／Ⅳ级不良反应时我们就会让患者停药，积极治疗不良反应。

另外一种情况就是没有出现不良反应，肿瘤消退得比较好，甚至达到完全消失，一般维持治疗两年，仍比较稳定的话，就可以停药；临床完全治愈的患者再用免疫药物治疗 6 个月，可以降低复发风险。

为什么要维持治疗呢？这是因为癌症这种"洪水猛兽"，就像闯入百姓家中的"老虎"，我们把它赶出去还不够，因为它可能还会卷土重来，把它捉住关在笼子里才能不让它继续作恶，或者驯化达到完全无害才可以。

38. 是不是所有的肿瘤都适合行免疫治疗

现在网络发达了，信息传播速度非常快，经常有患者或亲戚、朋友询问："现在有一个最火的疗法叫免疫疗法，那我这个肿瘤能不能用它呢？"

我们的回答是："清华、北大是名校，是不是每个孩子都能考得上呢？学生要因材施教，疾病用药也要辨证施治。"

也就是说，不是每种肿瘤都能用免疫疗法，也不是每个人都能用免疫药物。特殊人群，如患有结缔组织病并处于活动期者、脏器移植后者、严重感染者等都必须谨慎使用。哪种瘤种能用，如何用，在哪一期用，一般临床医生会根据国内外指南选择。但是因为数据的延后性，目前尚未写入指南，但已经有成熟数据支持的免疫治疗方案也能参考；因为医学是一门充满未知的学科，存在很多目前我们仍然不能完全掌握的东西，患者的情况不尽相同，治疗有时也不是一帆风顺的。有些人用目前指南上推荐的药物，肿瘤却一直在进展，那能不能用一些新药呢，或者说超适应证用药呢？这就需要临床医生和患者或家属坐下来好好商量，在征得患者或家属的知情同意后应用。目前免疫药物已经在很多瘤种中得到批准，如恶性黑色素瘤、肺癌、胃癌、肝癌、结直肠癌、肾癌、头颈部肿瘤、膀胱癌、霍奇金淋巴瘤、梅克尔细胞癌等，我们期待它呈现出更好的结局。

39. 停用免疫药物后还会出现免疫不良反应吗

药物不良反应是医生最不愿意看到的现象，但不良反应这个问题却时有出现。药品犹如一把双刃剑，在具有治疗作用的同时，必然存在不良反应，可以说任何药物都有这样或那样的不良反应。凡用药后产生与用药目的不相符的并给患者带来不适或痛苦的反应统称为"不良反应"。

药物的不良反应包括毒性反应、变态反应、后遗效应、继发效应、特异质反应及"三致"（致癌、致畸、致突变）作用。一般是可预知的，但有的是不可避免的，有的则是难以恢复的。

药物的不良反应及其损害大部分在停用此类药物后可逐渐减轻到消失，或者说不良反应不会再出现甚至加重，除非再次用药，再次诱发不良反应。就如大家熟知的化学药物、靶向药物在用药期间出现的一些不良反应，在停药或减量后有些就能减轻或避免。

免疫药物在不良反应的发生上却和大家的认知稍有不同，它引起的不良反应，发生的早晚、轻重、部位，以及临床表现都因人、因病而异，所以规律不好掌握。另外，最主要的是它的不良反应有些是在停药后发生，这就要求患者和家属知晓其所用的药物、次数、用药时间，密切观察有无异常情况的发生，若有异常情况应及时向医生汇报并详细告知用药情况，便于医生做出判断。

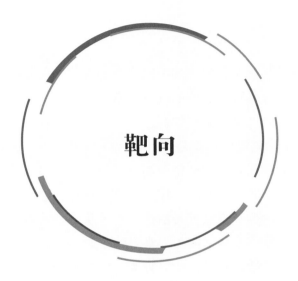

靶向

40. 什么是靶向治疗

靶向治疗最早起源于乳腺癌的治疗，有的乳腺癌的发生和体内雌激素水平过高有关，针对雌激素受体的抗雌激素治疗可以抑制雌激素的作用，抑制了雌激素就可以抑制乳腺癌细胞生长，从而起到控制乳腺癌的作用，在这个过程中"雌激素受体"就是药物作用的"靶标"。

什么是靶向治疗呢？就如同精确制导的导弹，想打某个地方，把它标好了，直接就打这个地方，靶向治疗其实也是这样，医学上现在已经能够做到针对引起肿瘤的分子靶点进行治疗，就是从分子或者基因的水平上进行治疗。由于某个分子或者基因的异常导致了肿瘤的发生，就可以针对它进行攻击，因为它是精确制导，所以称为"靶向治疗"。比如说，有的肺腺癌是由于表皮生长因子受体（EGFR）突变导致，就可以口服吉非替尼、厄洛替尼等针对 EGFR 作用的药物，有效率非常高，控制癌症生长的概率可以达到 90% 以上。

一般我们把"靶向治疗"称为"分子靶向治疗"，是指狭义的靶向治疗，通过干扰癌细胞生长、分裂和扩散，以达到控制肿瘤生长的目的。一般包含小分子激酶药物和单克隆抗体。

41. 靶向治疗为什么要检测基因

这得从癌症本身来说，癌症其实是基因病，所有的癌症均源自基因突变，基因突变使得正常细胞变得畸形，异常生长，转变为癌细胞。人体内都有原癌基因，其作用是使正常细胞变换为癌细胞；还有抑癌基因，抑制癌细胞的形成。正常人体内，原癌基因和抑癌基因维持平衡，人体就不会产生肿瘤。原癌基因主管细胞分裂、增殖，人体正常的生长代谢需要它。抑癌基因负责管束原癌基因过度分裂、增殖。当这些基因发生突变，原癌基因使正常细胞转变为癌细胞，抑癌基因突变导致其功能丧失，就会导致细胞癌变。而靶向治疗正是瞄准了癌细胞失控的原因（突变的基因），针对这类变异的基因来设计出相应的治疗药物，将这些基因"打回原形"，阻止它们干坏事，从而达到抑制肿瘤发展的目的。

不过靶向药物虽好，但并非人人有效，因为并不是每一位患者都存在相同的基因突变类型。若患者仅仅听说靶向药物好就盲目使用，而不管自己适不适合，那就可能会用药无效或者效果差，进而延误病情。比如说，大肠癌可能存在 RAS 基因突变，也可能存在 BRAF 基因突变，还可能存在 HER2（人类表皮生长因子受体家族的成员之一）基因扩增，患者的肿瘤如果存在 RAS 基因突变，就得针对这个靶点进行治疗，给他使用针对 HER2 基因作为靶点的药物就不起作用。所以，在吃很多靶向药之前需要进行相应的基因检测，如果发现有药物作用的靶点，就可以针对这个靶点进行靶向药物治疗。

但不是所有的靶向药在用药之前都得进行检测，比如说小分子多激酶的药物，如索拉菲尼、舒尼替尼、仑伐替尼等，这些药物可以同时作用于很多靶点，可以治疗这些靶点表达增多的癌症，可以用于治疗肝癌、肾癌、甲状腺癌、胃肠道间质瘤等，这些药物在治疗前常常不需要做基因检测。

42. 靶向治疗的药物有哪些

一般意义上的靶向治疗药物，特指分子靶向治疗药物。近年来，随着分子生物学的发展，高效低毒的分子靶向治疗成为肿瘤治疗的研究热点，并在治疗肝癌、非小细胞肺癌及其他恶性肿瘤方面取得了显著的疗效。分子靶向药物主要指的是通过干扰或阻断与肿瘤发生、发展有关的特异性分子和相关信号通路，从而阻断肿瘤生长和扩散的药效学靶向药物。

有的药物有特定的靶点，根据其作用靶点不同，可以把抗肿瘤分子靶向药物分为抗 EGFR、HER2、MET、ALK、RAF、RAS、NTRAK 等靶向药物，如治疗肺癌的 EGFR 酪氨酸激酶抑制剂奥希替尼，治疗乳腺癌的 HER2 靶向药吡咯替尼，治疗黑色素瘤和大肠癌的 BRAFV600E 抑制剂达拉非尼。这些靶向药物使用前应进行相应靶点状态的检测，以期获得更好的治疗效果。

也可以根据药物结构分类，临床最常见的为小分子靶向药物和单克隆抗体类药物。有的靶向药物作用于多个小分子靶点，具有抗肿瘤血管形成作用，被称为"小分子多激酶抑制剂"，如治疗肝癌的索拉非尼，治疗肾癌的阿昔替尼，治疗肺癌的安罗替尼等。小分子靶点的抗肿瘤血管形成药物在使用前常常不需要进行基因检测。大分子单克隆抗体常见的有抗肿瘤血管形成的贝伐珠单抗，抗表皮生长因子受体的西妥昔单抗，抗 HER2 的曲妥珠单抗。这些药物在应用之前都可以不做基因检测。

肿瘤的分子靶向治疗是一个飞速发展的领域，随着人类对肿瘤发生、发展认识的深入，有效的治疗靶点不断被发现，新结构、新机制的抗肿瘤分子靶向药物陆续涌出，为肿瘤患者带来了新的生机和希望。

43. 基因检测有什么作用

肿瘤的基因检测最主要的作用是发现驱动基因的异常，换句话说就是通过基因检测去明确某个患者的癌症细胞有没有可以治疗的靶点，从而选择正确的药物进行靶向药物治疗，如肺腺癌存在 EGFR 经典突变的可以使用吉非替尼、奥希替尼等进行治疗，存在 ALK 融合的可以使用克唑替尼、阿来替尼等进行治疗。

基因检测也可以用于了解自身是否有家族性疾病的致病基因，预测疾病的风险，如大肠癌，往往与遗传性因素有关，有碱基错配修复蛋白缺失者可能是林奇综合征，家族性腺瘤样息肉病癌变者存在 APC 基因异常。如果明确有遗传性肿瘤的话，可以针对其特点进行肿瘤的筛查，可以早期发现并早期治愈。

基因检测还可以用于疾病的诊断，采用基因检测的方法，不仅敏感度大大提高，而且比常规病理检验的准确度更高，比如软组织肉瘤，由于分类众多，常规病理检查诊断非常困难，很难在短时间内得出结论，通过基因检测，明确分子基因的异常，就可以准确地诊断其为哪种具体类型。

更为重要的是，通过基因检测结果可以针对肿瘤基因特点制订特定的治疗方案，从而科学地指导用药，尽量避免药物的不良反应。比如说，大肠癌化疗时使用伊利替康前，可以进行 UGT1A1 的基因检测，根据不同的分型来调整伊利替康的剂量，以减少严重不良反应的发生。

44. 基因检测用什么标本做最好

基因检测可以使用的标本有组织、血液和胸腹水等。

一般来说，活检组织标本是肿瘤基因检测的"金标准"，因为在组织标本中的肿瘤细胞含量一般要远高于血液或者胸腹水等其他标本类型。因此，对组织标本进行检测和分析得到的结果也更加精准、可靠。

可用于肿瘤基因检测的组织标本又可分为新鲜组织、蜡块和石蜡切片等标本类型。新鲜组织一般指的是通过肿瘤切除手术、穿刺手术等手段从机体上切下来的一小块肿瘤组织，新鲜组织被取出后，要立即将组织标本放入福尔马林组织保存液（或由检测方提供新鲜组织保存液）中进行固定保存，并且在第一时间将标本送到实验室，实验室在收到标本后会进行后续的标本处理。

蜡块和石蜡切片是医院病理科常规制片技术中应用最广泛的方法。组织在离开机体后很快就会发生组织腐败，失去原有的正常结构。因此，在手术后取下的组织需要送到病理科进行固定、石蜡包埋、切片及染色等一系列的处理以免组织细胞死亡，从而能清晰地辨别其形态结构。蜡块和石蜡切片也是最常见的组织标本类型。蜡块可以直接送检，或者由医院病理科提供石蜡切片送检，石蜡切片就是通常说的"白片"，指的是已经切好但尚未染色的切片，是用切片机从蜡块上切下来的一张厚度为 3~5 微米的蜡片，然后贴在载玻片上。由于没有用盖玻片盖在组织上，容易被刮下来而破坏形态。白片未经染色，可以用于 HE 染色进行免疫组化检查或特殊染色等病理形态学检查；白片也没有封片，因此可以把组织刮下来行基因检测等分子病理学检查。

我们常因基因检测需要，或组织病理复检需要，需向存放患者标本的医院病理科借出标本。在借出标本之前，我们首先要和专业人员确认检测项目及做该检测项目所需要的标本类型和数量，因为不同的检测项目对标本类型和数量的需求存在差异。大部分基因检测项目，都需要蜡块或白片 10~15 片（穿刺活检标本 15~20 片）。

用血液和胸腹水标本做基因检测，通常是在组织标本无法取到时，即身体状况不适合做穿刺活检术及无法接受手术时作为替代的标本。主要检测血液和胸腹水中游离的 DNA，由于游离 DNA 的含量因人而异，所以血液和胸腹水检测的准确性和组织相比有所下降。但是，血液和胸腹水检测仍然是一个比较良好的方法，比如肺腺癌行 EGFR 检测时，和组织相比较，其准确度可以达到 85%~90%，仍然不失为一个可靠的选择。在做血液和胸腹水的基因检测前，需要提前联系检测实验机构，使用专用管来放置血液和胸腹水，送去检测的时间，应尽量在化疗等全身抗肿瘤治疗之前。

45. 靶向治疗是肿瘤治疗最后的手段吗

这其实是一个很大的误区，由于靶向药物一般都比较昂贵，所以很多家庭在治疗初期选择了化疗等常规治疗，待病情发展后，才考虑用靶向药物治疗，因而使大家常常认为靶向治疗是肿瘤治疗最后可选择的手段。其实不是，由于靶向治疗的精准性和有效性，在大多癌症种类中（但不是所有的癌症），都是推荐应用于初始治疗，具体情况需要咨询专业的肿瘤科医生。

对大多数癌症而言，如果具备手术条件还是首选手术切除，不能切除或者不适合手术的癌症，如果存在可治疗的靶点，一般来说首先考虑靶向治疗。比如，早期的肺癌可以手术切除，而对于不可切除的转移性肺癌，如果存在治疗靶点，应该首先进行靶向治疗，靶向治疗失败后再进行化疗、免疫治疗。

也有病种不同和靶点不同而建议不同的治疗方案，比如结肠癌患者若存在 KRASG12C 基因突变，目前的指南仍然是推荐先化疗联合抗血管治疗，失败后再针对 KRASG12C 靶点进行靶向治疗。

所以，具体到每一个患者不同的情况，需要咨询肿瘤专科医生来进行决策。

46. 靶向治疗有没有不良反应

因靶向药物可以精准打击肿瘤细胞，所以产生的不良反应较小，但不等于没有不良反应。尽管它针对的是引起肿瘤的靶点，但是肿瘤细胞里很多生长信号的传导通路和正常人体细胞生长信号的传导通路是共用的。在攻击肿瘤这个信号传导通路的同时，对人体正常细胞也会产生攻击，对人体的某些脏器、某些组织的功能也会产生影响，同样会产生一些不良反应，但这些不良反应跟化疗的不良反应是完全不同的。

化疗药物是以药物整体的形式直接杀死癌细胞，攻击的是细胞（包括人体正常细胞），没有精确到分子这个程度，不那么准确，它是好细胞、坏细胞通杀，等于拿机关枪去扫射，所以周围的正常组织及其他脏器都会受影响，不良反应要相对重一点。

靶向治疗的不良反应虽然小，但依然是存在的，不过，不良反应的严重程度与使用化疗药产生的不良反应相比，在很大程度上有所减轻。

47. 靶向药物较为常见的不良反应有哪些

（1）皮肤：皮疹、瘙痒、甲沟炎、脱皮、皲裂、皮肤角质化、感觉异常。

（2）消化道：腹泻、腹痛、肝功能异常、食欲下降。

（3）呼吸道：间质性肺炎是严重的不良反应，可导致死亡。

（4）心血管：高血压、心功能衰竭、水肿、心包积液。

（5）泌尿系统：肾功异常、蛋白尿、血尿。

（6）血液系统：白细胞下降、贫血、血小板下降。

（7）凝血异常：血栓形成、出血。

（8）全身反应：乏力、虚弱、发热、寒战、关节肌肉痛。

48. 接受靶向药物治疗中出现皮疹怎么办

不同药物造成的皮肤疾病及其发展、变化规律不同，症状也不同。如使用吉非替尼、西妥昔单抗等抗 EGFR 抗体药物后，约 90% 的患者会出现皮肤反应，治疗前、中、后都需要进行妥当的不良反应管理。其主要症状表现为痤疮样皮疹、皮肤干燥和甲沟炎，也有毛发生长异常的，可能出现自来卷和长睫毛。

痤疮样皮疹：类似于"青春痘"，常见部位是面部和上躯干、前胸部、背部和前臂，恶化后会伴有瘙痒及疼痛。有的会出现皮肤干燥、发痒，手指皲裂，影响生活质量。有的会出现甲沟炎，表现为手足指甲的疼痛和生长障碍，严重时伴有肉芽出现或脓肿的发生。

皮疹处理主要是药物治疗：口服盐酸米诺环素，外用糖皮质激素软膏。抗 EGFR 抗体药物导致的痤疮样皮疹，属于无菌感染的炎症性皮疹，外用糖皮质激素药物有效。身体不同部位的药物吸收率各异，面部的吸收率是上肢的 13 倍。面部和躯干部对外用药物纯度有不同要求。所以，具体使用什么药物、使用多大剂量，须在医生指导下进行。

皮肤干燥的处理：肝素软膏有保湿效果，可以从靶向药物给药开始实施预防性的保湿治疗，至少一日涂抹两次，干燥严重的则增加涂抹次数。尿素制剂有刺激性，不建议发生皲裂的皮肤使用。有瘙痒症状的患者可以口服氯雷他定、氨苯那敏、赛庚啶、苯海拉明等药物。

甲沟炎处理：推荐短期内使用倍他米松软膏或更强效的激素外用药物。此外，保持患部清洁和使用医用胶布缠绕的方法都有效（见图 1 胶布包裹法）。甲沟炎治疗困难，请尽早咨询皮肤科医生。肉芽过多时可以进行液氮冷冻治疗。

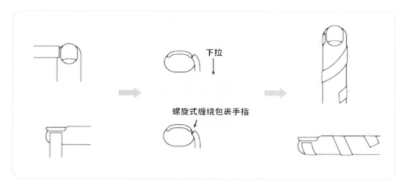

图 1　胶布包裹法

皮肤保养：保持皮肤清洁并避免刺激皮肤是皮肤保养的基础。在沐浴、洗脸、化妆方式上多加注意，养成习惯。沐浴时避免使用过热的水，缩短沐浴时间，使用温和的洗浴液，沐浴后 15 分钟内涂抹保湿剂（霜）；外出时，使用防晒霜（约 SPF30）并佩戴宽檐帽或撑遮阳伞，以减少日光照射；长时间外出或出汗时，多涂抹几次防晒霜；尽可能不化妆，一定要化妆就化淡妆，避免使用强刺激性化妆品。

若出现严重的皮肤反应，需要及时就医。

49. 接受靶向药物治疗中出现腹泻怎么办

腹泻是指大便呈现非固体状态，就是人们常说的稀便或水样便，泛指各种因素导致的大便中水分增加并形成液体样状态，1 日内大便中水分达到200 毫升，或者人工肛门排水量超过 200g，即可被定义为腹泻。腹泻不仅造成患者的生活质量下降，还会影响抗肿瘤治疗，有时甚至不得不中断治疗。严重的腹泻可能造成脱水、电解质紊乱、肾功能衰竭、体循环失调，甚至死亡。腹泻伴有中性粒细胞减少时可引发败血症导致死亡。

接受靶向治疗期间或之后，出现腹泻时，我们需要注意：

（1）保暖，避免腹部受凉加重腹泻。

（2）持续腹泻可能造成脱水，需要积极补充水分。

（3）消化功能良好者，多选择高营养食品，可少量分次进食，少吃粗纤维类蔬菜。

（4）排便后不可用力擦拭肛门，建议使用湿巾擦拭。

（5）避免摄入辛辣刺激性食物和酒精类饮品。

大多数腹泻的处理都是对症治疗。治疗腹泻的常规方法：保持安静、腹部保暖、调整饮食。避免食用乳制品、含咖啡因的饮料、酒精、高脂饮食，停用影响渗透压的食品。逐次增加进食次数，尽量经口补液，可饮用温热的运动饮料。

腹泻发展到每日 4~6 次以上时，需要停用抗癌药物或做减量处理。腹泻的药物治疗：轻度腹泻者可以服用益生菌和蒙托石散（思密达），中重度可以增加洛哌丁胺等药物，但同时需要及时就医。

50. 接受靶向药物治疗中如何注意高血压

随着靶向药物的广泛使用，临床上使用血管生成抑制剂、多靶点小分子激酶抑制剂时，引起高血压发生的频率较高，癌症治疗带来的高血压需妥当处理。在用药期间每周至少测血压 2~3 次，每次测血压最好选择在晨起后。

血管内皮生长因子抑制剂（如贝伐珠单抗、索拉非尼、舒尼替尼、仑伐替尼等）引发高血压的危险因素有既往有高血压病史、使用包括抗血管内皮生长因子抑制剂联合方案、年龄 65 岁以上、有吸烟史、存在高血脂。这部分患者尤其要注意靶向药引起的高血压，需要密切监测血压。如果患者居家口服靶向药物，可以自行购买电子血压计，并学会自我监测。

在血管内皮生长因子抑制剂给药前，我们会对患者心血管系统功能进行全面评估，在用药前将血压控制在安全范围，如果在给药早期发现高血压征兆或治疗过程中出现高血压，均可考虑使用降压药物控制血压。与高血压治疗指南的降压目标一致，使用降压药物的标准为血压达到收缩压140~159mmHg、舒张压90~99mmHg。如出现收缩压超过160mmHg，则建议患者去心内科门诊就诊以治疗高血压，并前往肿瘤科门诊就诊咨询是否需要将靶向药物减量或者停药。

由于血管内皮生长因子抑制剂导致的高血压具有可逆性，靶向药物停药或减量给药后大多数高血压都能得到缓解或恢复。

51. 接受靶向药物时出现肝功能损害怎么办

肝功能损害是靶向药物治疗主要的不良反应之一。

肝功能损伤的主要自主症状包含：全身疲乏感、黄疸、恶心、呕吐、皮肤瘙痒、小便色泽加深如浓茶状等。使用靶向药物治疗期间一般两周复查一次肝功能，如条件有限也应至少4周复查一次，注意丙氨酸氨基转移酶、天门冬氨酸氨基转移酶、总胆红素等血液指标的变化。

根据肝功能分级评估表（见表1），肝功损害从轻到重分为4级，如果肝功能损害为1级，则无须停用靶向药，在医生指导下口服保肝药物即可，常用保肝药如益肝灵软胶囊、复方甘草酸苷片、还原型谷胱甘肽片，1周后再次复查肝功能；肝功能损害2级以上需要门诊就诊，肝功能损害3级以上，需要立刻停药并急诊就诊。

表1 肝功能分级评估表

	1级	2级	3级	4级
丙氨酸氨基转移酶 天门冬氨酸氨基转移酶	标准范围的1.5-3倍	标准范围的3-5倍	标准范围的5-20倍	标准范围的20倍以上
总胆红素	标准范围的1-1.5倍	标准范围的1.5-3倍	标准范围的3-10倍	标准范围的10倍以上

52. 靶向治疗可以和化疗一起使用么

靶向治疗和化疗联合使用是目前治疗肿瘤的重要方法，靶向和化疗联合使用可以起到1+1大于2的增效作用，靶向治疗使得肿瘤内的血管正常化，使得化疗药物更好地渗透入肿瘤内起到杀伤肿瘤细胞的作用。典型的例子就是大肠癌的治疗，使用贝伐珠单抗联合氟尿嘧啶/奥沙利铂化疗，有非常好的疗效。

需要注意的是靶向治疗与化疗联合应用在增强疗效的同时也增加了不良反应，如小分子激酶抑制剂（阿帕替尼、安罗替尼等药物）经常和化疗联合使用时，在增加疗效的同时，也会出现严重的肝肾功能损害，以及白细胞及血小板下降、严重腹泻，甚至危及生命。联合用药时要密切注意观察不良反应的发生，用药前需要明确联合治疗时靶向药物的剂量是多少，注意事项有什么。

53. 接受靶向治疗的患者需要注意哪些致命的不良反应

靶向治疗大多是安全的，严重的不良反应比较少见，但是需要提高警惕的是，如果出现下列这些可能危及生命的严重不良反应，需要尽快就诊并进行治疗。

间质性肺炎：表现为咳嗽、呼吸困难、胸痛。

出血：注意牙龈出血、鼻出血、大便发黑、皮肤出现出血点或者片状出血，出现出血时要及时化验血常规，注意血小板计数，并评估出血程度。

血栓：出现下肢水肿时注意是否有下肢静脉血栓；出现不明原因腹痛时需警惕有无腹腔血管血栓；出现不明原因胸痛、气短时，注意有无肺栓塞；既往有冠心病、脑梗死病史的患者，需要注意原堵塞血管有无再次堵塞。

严重的白细胞下降：表现为发热、乏力，需要及时复查血常规。

心包积液：表现为心率快、胸憋、气促。

严重的肝功损害：如出现乏力、尿色深黄、食欲下降等需要及时化验肝功能。

消化道穿孔：接受贝伐珠单抗治疗期间，如出现突发急性腹痛，要行腹部 CT，明确有无急性肠穿孔出现。

54. 靶向治疗中出现蛋白尿怎么办

蛋白尿是指尿液化验显示每升尿液中尿蛋白含量大于 100mg 或 24 小时尿液中尿蛋白含量大于 150mg，蛋白定性试验呈阳性反应的尿液。蛋白尿是诊断肾脏疾病的重要指标之一，尿蛋白使体内大量蛋白丢失，出现低蛋白血症，导致营养不良，影响生长发育。长期的蛋白丢失，也会导致体内免疫球蛋白不足，使机体抵抗力下降，易诱发呼吸道、消化道、泌尿系及皮肤等身体各部位的感染，且一旦发生感染后，通常难以控制。长期蛋白尿会使肾小球硬化而致肾功能损伤，导致慢性肾衰竭。

尿检化验留取尿液标本时，建议尽量留取早晨第一次尿液的中段尿，且在 2 小时内送检，留取容器一定要干净、清洁。当尿检结果提示存在蛋白尿时，一定要继续检测 24 小时尿蛋白定量，明确蛋白尿的多少，因为尿蛋白的定量与肾脏疾病的预后有着密切关系。

靶向治疗中蛋白尿的出现比较常见，如果发现尿液常常是泡沫尿的话，就要提高警惕。泡沫尿是由于尿液表面张力增加而导致的，除了肾脏疾病导致尿蛋白升高的时候会出现泡沫尿，其他如炎症、糖尿病等也可以引起。如果口服靶向药物期间发现泡沫尿，建议到医院进行尿液的相关化验。但蛋白尿的症状一般比较隐匿，不易被观察到，所以常常延误就诊，所以口服靶向药物期间建议定期化验尿常规。

鉴于以上情况，服用靶向药物之前，我们首先要明确患者既往是否有因治疗或基础疾病引起蛋白尿的病史，评估肾脏疾病，如果尿液试纸显示蛋白尿大于 1+，需要收集 24 小时尿液进一步进行化验。一般来说，如果 24 小时尿液中尿蛋白含量 < 2g，可以按原剂量水平继续用药，如果 24 小时尿液中尿蛋白含量 ≥ 2g，应当暂停用药，并重新收集 24 小时尿液定期复查，并去肾脏内科就诊。出现蛋白尿时，应当注意调整饮食习惯，饮食需以低蛋白、低钠为主，限制盐和蛋、奶类食品的摄入，有条件时咨询营养师，制订健康膳食计划，必要时在医生指导下使用利尿剂。

55. 靶向治疗期间，应如何观察甲状腺功能的变化

口服靶向药物有时会出现甲状腺功能减退症，甲状腺功能减退症表现为疲劳、无力、肌肉疼痛和痉挛、畏寒、水肿等。如果出现这些症状，则要考虑化验甲状腺功能。

一般开始口服靶向药物之前，需要了解自己有无甲状腺基础疾病，或者是否存在可以引起甲状腺功能减退的问题，若有这些问题，应当化验甲状腺功能和做甲状腺的超声检查。

甲状腺功能指标当中，T_3、T_4、TSH（促甲状腺激素）这三项指标始终都是确诊原发性甲状腺功能减退的首要指标，定期监测这些指标是评价甲

状腺功能的必要手段，可以根据其变化情况判断靶向治疗的临床反应，观察有无药物间相互作用。一般情况下，不伴随自觉症状的 TSH 轻度升高，只需要继续监测相关指标即可，对于生化检验指标重度异常（包括 TSH 超过 10mU/L）或者出现甲状腺功能减退临床症状的患者，就需要进行甲状腺激素替代治疗，要在医生指导下规律口服优甲乐等药物。甲状腺功能异常的患者一般不需要暂停靶向治疗，更不用中止治疗或减少靶向药物剂量。但是，出现甲状腺功能异常时，一定要及时去肿瘤科或者内分泌科进行进一步评估及治疗。

56. 服用靶向药物期间出现疲劳感是怎么回事，该怎么应对

癌因性疲乏是恶性肿瘤常见的临床表现之一，被定义为"一种由肿瘤或抗肿瘤治疗引起的令人不安的、持续的身体、情感和/或认知方面的主观的疲劳感觉及精力衰竭感，并干扰日常生活及功能"。可以由肿瘤本身所致，也可以由抗肿瘤治疗所致，口服靶向药物就是一个常见的原因。

疲乏主要包括三个方面的表现。①躯体无力：虚弱、异常疲乏（累），不能完成原来能够胜任的工作。②情感疲乏：缺乏激情、情绪低落，精力不足。③认知疲乏：注意力不能集中，缺乏清晰思维。

口服靶向药物期间，轻度的疲乏是正常的，但是显著的疲乏则需要及时就诊，并做进一步的诊断和治疗，以免耽误病情。有些致死的心肌炎、间质性肺炎的初始表现也是乏力，所以需要引起重视并及时就诊。

在排除甲状腺功能下降、缺氧、心功能减退、肝肾功能异常、营养不良等原因导致的疲乏感后，单纯的癌因性疲乏可以通过轻体力锻炼、避免白天卧床时间过长、适当建立兴趣及爱好、养成良好生活习惯等方法，在一定程度上缓解疲乏症状。

57. 常说的"靶免联合"是什么意思

"靶免联合"就是靶向治疗和免疫治疗联合应用抗肿瘤。

近年来，随着分子生物学技术的飞速发展，各类靶向药物层出不穷。靶向治疗是在细胞分子水平上，针对已明确的致癌位点抑制肿瘤生长的一种治疗方式。靶向药物利用了单克隆抗体特异性识别靶抗原并与之结合这一特点，进入体内可特异性结合相应靶点，从而对癌细胞实现"精准打击"。靶向治疗是 21 世纪抗肿瘤治疗的第一个里程碑。

免疫治疗通过改善肿瘤免疫抑制，激活人体免疫系统，利用自身免疫功能杀死癌细胞，目前免疫治疗已逐渐成为肿瘤免疫治疗的主流，广泛应用在各种癌症的治疗中。免疫治疗是 21 世纪抗肿瘤治疗的第二个里程碑。

靶向和免疫联合治疗是联合应用靶向治疗与免疫治疗，通过机制上的交互促进作用，达到更佳的抑癌效果。"靶免联合"能在尽可能不增加药物不良反应的基础上，实现对特定靶点的精确打击，同时增强患者免疫系统以攻击肿瘤。常用的联合方式包括抗 PD1 抗体联合大分子抗血管生成药物、抗 PD1 抗体联合小分子抗血管生成药物等，在肺癌、肝癌、结直肠癌等展示出良好的抗肿瘤效果。与靶向联合化疗的方式相比，"靶免联合"更加精准，更适合个体化治疗，且不良反应更轻，在有效率和生存期方面均有新的突破。

58. 口服靶向药物期间，饮食方面需要注意什么

癌症属于慢性消耗性疾病，相对于正常细胞，癌细胞会对营养物质进行抢夺，导致人体营养不良，同时服用靶向药物可能会使人体的血细胞减少，出现白细胞下降、血小板下降等，所以治疗期间总的原则是应当保证足够的营养摄入。

首先是足量蛋白质的摄入，多吃富含蛋白质的食物，尤其是富含优质蛋白的食物，以保证蛋白质的吸收和利用，如鸡蛋、牛奶、瘦肉、鱼等，必要时可以补充蛋白粉等营养物质。

当使用抗血管生成类靶向药物时，可能会对血压造成影响，此时患心血管疾病的风险较高，应当清淡饮食，避免高盐、高脂饮食，防止加重心血管负担的同时增加水分在体内的潴留，进而对肾脏造成损害。

脂肪摄入应注意避免含反式脂肪酸的食物，应当尽量选择富含不饱和脂肪酸的食物，如亚麻籽、坚果、深海鱼类等。

口服靶向药物也容易出现口腔黏膜炎、皮疹，饮食中需要适当增加富含维生素的食物，如绿叶蔬菜、水果，以便提供足够的 B 族维生素和维生素 C 等。

肿瘤患者除了在营养搭配方面需要注意全面均衡外，加工食物时也应当注意将食物尽量做得松软可口、易消化，进食时应当细嚼慢咽。对于胃肠不良反应比较严重的患者，应当选择流质或半流质的食物。

另外，口服靶向药物期间，还有一些需要特别注意的事项：

（1）有的药物空腹吸收更好，有的药物则是和食物一起服用更好，所以服用靶向药物应参考药品说明书或在医生的指导下进行，合理安排服药和进餐时间。

（2）大部分药物通过肝脏中的肝药酶来代谢，有些食物中的某些成分对肝药酶有着较强的抑制作用，会导致患者所服用的药物代谢减慢，血液中药物浓度升高，从而导致不良反应加大或者诱发其他不良反应。此类食物中最具代表性的莫过于西柚，这是由于西柚及西柚制品中富含呋喃香豆素类物质，具有干扰肝药酶的作用，通常相关药物标签上会标注"不要与西柚等水果共食"的警告。

（3）咖啡和浓茶中含有较多的咖啡因，咖啡因会与药物发生协同作用，加重药物的不良反应，应注意减少或尽量避免饮用此类饮品。

（4）口服靶向药物期间，避免进食辛辣刺激类食物，减少烟熏、烧烤、腌制类食物，戒烟戒酒。

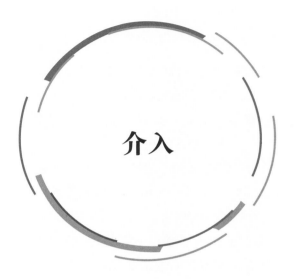

介入

59. 什么是介入治疗

介入医学是介于外科学与内科学之间的新兴学科，而介入治疗就是在医学影像设备的引导下对疾病进行诊断和治疗，有了影像设备的帮助，介入医生相当于有了透视眼，手术全程可以在放大、可视的状态下进行，使手术更加精准、安全。

介入治疗的优势在于定位准确、创伤小、并发症少、疗效快、可重复性强等，它既能扭转内科药物对改变组织结构无能为力的窘迫，也能避免外科手术对人体"大刀阔斧"的伤害。

肿瘤射频消融技术是介入手术的一种，是将人体内病变的组织或器官进行消融，将病变组织或器官的细胞烧死或者冻死以达到治疗的目的，如肝癌微波射频消融术、甲状腺微波射频消融术、下肢静脉曲张射频消融术等。

60. 肺部肿瘤消融后复查发现肿块增大是复发吗

不一定。热消融就像热烧伤一样，是对组织的一种损伤，会出现损伤部位的炎症，由于消融区周围的出血、水肿、渗出、炎性细胞浸润，消融后靶区显著大于原肿瘤的直径，而这种影像学表现会持续 3~4 个月，此后病灶可逐渐缩小、纤维化或消失，又或者形成空洞、结节。

因此，影像学显示肿块增大并不一定是肿瘤复发，还要结合 PET-CT

等功能成像准确判断。

61. 肺部肿瘤射频消融治疗后可能有哪些不良反应

疼痛：因射频消融术是在局部麻醉下进行的手术，麻醉效应消失后，患者一般都会有不同程度的疼痛，但是这种疼痛会随着时间的推移慢慢减轻直至消失。

消融术后综合征：由于坏死物质的吸收和炎性因子的释放，约1/3患者可能发生消融后综合征，主要症状为低热、乏力、全身不适、恶心、呕吐等。

咳嗽：射频消融术中出现咳嗽十分常见，术前1小时口服可待因可减轻咳嗽反应。轻度的咳嗽并不影响消融手术，剧烈咳嗽时要停止消融手术，或在间断消融术后，适当给予止咳化痰药物及必要的抗菌药物。

胸膜反应：因消融过程中刺激支配壁层胸膜的迷走神经，导致迷走神经兴奋，可使患者心率减慢甚至心跳停止。出现这种情况要暂停消融，并给予充分局部麻醉，同时适当应用阿托品、镇静剂等药物，减轻胸膜反应。

少量咯血：射频消融手术过程中，需要使用消融针穿透皮肤、皮下组织及肺内组织到达病灶，在此过程中难免损伤肺内血管，造成患者术后可能出现痰中带血或少量咯血。另外，消融损伤造成的局部反应，也可导致痰中带血或少量咯血，这些情况仅需内科保守治疗即可。

62. 不同消融技术在肺部肿瘤治疗中应如何选择

射频、微波、冷冻三种消融技术是目前临床上常用的肺部肿瘤局部消融治疗技术，三者各有优势。一般情况下，对于直径 ≤ 3 厘米的肿瘤，三种消融方式均可获得良好的治疗效果。

射频消融适用于直径 < 3 厘米的肿瘤，因射频消融电极的适形性好，可以通过调节消融电极来保护邻近脏器，但射频消融受血流和气流的影响较大。

微波消融适用于直径 > 3 厘米的肿瘤，尤其是 > 5 厘米的肿瘤，因其消融时间短、消融范围大，更适合治疗邻近大血管的肿瘤。

冷冻消融术形成的冰球边界清晰，易于监测，更适合治疗邻近重要脏器的肿瘤。冷冻消融较少引起局部疼痛，但在治疗过程中会消耗患者的血小板，对于凝血功能差的患者，应避免使用冷冻消融术。

63. 肺部肿瘤消融会导致大咯血吗

消融过程中发生大咯血的概率较低。

咯血是指喉部以下的呼吸器官（即气管、支气管及肺组织）出血，并经咳嗽动作从口腔排出的过程。而大咯血通常是指一次咯血量超过 100 毫升，或者 24 小时咯血量超过 500 毫升以上。

消融术导致气管、支气管及肺组织出血的发生率一般在 3%~8%，其主要症状为咯血、血胸、失血性休克和急性呼吸衰竭，临床上，患者多表现为咯血或血胸。

64. 哪些患者不适合做肺部肿瘤热消融治疗

（1）肺纤维化患者；

（2）凝血功能障碍，有严重出血倾向、血小板低且在短期内无法纠正者；

（3）应用抗凝药物治疗和／或抗血小板药物治疗者，在消融前停药不足 5~7 天者；

（4）恶性胸腔积液：消融病灶同侧恶性胸腔积液没有被很好控制者；

（5）脏器功能：肝、肾、心、肺、脑功能严重不全者，严重贫血、脱水及营养代谢严重紊乱，无法在短期内纠正或改善者；

（6）严重全身感染，发热（体温高于 38.5℃）未得到有效控制者；

（7）有广泛肺外转移，预期生存时间小于 3 个月者；

（8）炎症病灶周围感染或放射性炎症没有得到很好的控制，或者穿刺部位皮肤感染、破溃者。

65. 什么是经肝动脉栓塞化疗

肝动脉栓塞化疗，这个名词对于非肿瘤专业的医学生来说，也许会有一些费解，我们不妨先打个比方：植物的生长需要通过树根吸收土壤里的水分及营养，然后经由树干、树枝输送到各个部位。肿瘤细胞的生长也需要通过供血动脉输送来自身体其他脏器的氧气和营养。经肝动脉栓塞化疗堵塞了肝肿瘤的供血动脉，使肝肿瘤缺血、缺氧，从而把肿瘤"饿死"，同时，通过肝动脉注入化疗药物，直接杀伤肝肿瘤，相当于用化疗药物把肿瘤细胞"毒死"。

66. 什么样的患者适合做经肝动脉栓塞化疗

肝动脉栓塞化疗适合不能手术的局部晚期肝肿瘤，或者不愿做手术治疗的患者，这些患者经肝动脉栓塞化疗治疗可以控制肿瘤的生长。

如果符合肝内多发肿瘤不能切除、有血管癌栓不能直接切除、姑息性手术切除、术后甲胎蛋白指标未降至正常等情况时，选择经肝动脉栓塞化疗可以控制肿瘤发展，也可以治疗手术残留的癌症病灶或复发病灶。

对于就诊时经医生评估，不适合进行手术或移植治疗的肝癌患者，可以通过经肝动脉栓塞化疗，缩小肿瘤后，有可能重新获得手术或肝移植的机会。

67. 做完经肝动脉栓塞化疗后可能会有哪些不适，应该如何处理

最为常见的不适有发热、恶心、呕吐、肝区闷痛、腹胀、厌食等症状，出现上述情况时应立即就医，可给予止吐、吸氧、镇痛、禁食、静脉水化（单日静脉补液量在 2000~2500 毫升）等处理。

如果发生肝脓肿，就需要使用抗生素，或经皮穿刺引流脓肿；如果患者术后出现尿量减少，则需进一步检查，排除肾功能不全；如果出现意识障碍、肢体感觉及运动异常、语言障碍等，则要警惕栓塞剂导致脑栓塞的可能；如果术后出现不同程度的咳嗽、咯血、逐渐加重的呼吸困难、胸片和／或 CT 显示有片状高密度影者，需考虑经肝动脉栓塞化疗术后并发肺栓塞。

68. 放射性粒子植入技术是如何抑制肿瘤生长的

放射性粒子植入技术治疗肿瘤是通过影像学（超声、CT、核磁）引导技术，将具有放射性的粒子植入肿瘤靶体之内或者肿瘤周围，通过放射性粒子持续释放射线，对肿瘤细胞进行杀伤，从而达到杀灭和抑制肿瘤生长的目的。

69. 哪些疾病适合做放射性粒子植入

目前国内粒子植入治疗应用较多的恶性肿瘤，主要包括前列腺癌、脑肿瘤、肺癌、头颈部肿瘤、胰腺癌、肝癌、肾及肾上腺肿瘤，以及眶内肿瘤、恶性黑色素瘤、视网膜母细胞瘤等，还有其他的软组织肿瘤。

放射性粒子植入主要适用于各种不能通过手术根治的恶性实体肿瘤，肿瘤小于 7 厘米的患者行放射性粒子植入效果更好。

对于局部有进展，且难以用局部治疗方法控制的肿瘤，或者有远处转移的晚期肿瘤，为了达到减轻患者痛苦等姑息治疗的目的，也可以进行粒子植入治疗。

70. 接受粒子植入手术的患者出院后要注意些什么

患者出院后仍需做好射线防护。植入粒子数目较多，植入部位距体表较浅的患者，应穿含 0.18~0.25 铅当量的防护服，粒子植入后 6 个月内，不与家属同睡一张床，与其他人的床间距最好在一米以上，孕妇及未成年人不要与患者同住一室。

粒子植入术后 6 个月内，如不穿防护服（铅衣），应尽量避免到人群密集的场所，如不得不去，则应保持一米以上的距离，避免与儿童、哺乳期妇女、孕妇及育龄期妇女近距离接触，不要怀抱婴儿。

接受粒子植入治疗 6 个月后，就可以不穿防护服了。

如果植入的粒子从体内脱出，要用镊子拾起放入铅罐中，并立即送回医院，交由医护人员处理，不可随意丢弃或放置于某处。

71. 粒子植入（体内放疗）与体外放疗有什么不同

体外放疗属于射线外照射，外照射是无创操作，操作技术相对简单，而粒子植入是体内放疗，属于有创操作，手术操作相对复杂。

体外放疗照射范围较大，剂量相对较低，需要穿透正常组织方可达到癌肿局部。

粒子植入相对于体外放疗来说，照射范围较小，剂量相对较高，可以达到体外放疗的 2~3 倍；从疗效上来讲，粒子植入局部控制率更高。许多体外放疗结束后，病灶残留或复发的患者，还可以补充粒子治疗；粒子植入较体外照射对人体的影响范围更小，不良反应更少，发生放射性肺炎的概率更低。

粒子植入一般是一次性植入，持续有效照射时间是 6 个月。体外照射一般每天 1 次，每周 5 次，一个治疗周期在 1~2 个月。

72. 甲状腺微小乳头状癌是手术切除好，还是超声介入热消融更好

传统的观念就是手术切除，但是甲状腺乳头状癌和所有其他癌都不一样，因为它极度惰性，除极个别的，大部分患甲状腺乳头状癌的患者的寿命都不受影响。面对这种现状，甲状腺微小乳头状癌在国际指南上制订了可以不手术、定期复查评估即可的处理方案。

甲状腺微小乳头状癌的超声介入热消融是在不切开皮肤和甲状腺表面的情况下，将细针加热到 100℃，把肿瘤原位烧死，人体再慢慢吸收掉，有些人可能会在甲状腺内部有个疤痕，皮肤上不会有任何伤口，一针到位，消融彻底。因为没有手术切除过程，所以也不存在手术引起的出血，理论上更能够规避手术出血导致肿瘤转移的风险。

73. 超声引导下热消融治疗甲状腺结节的优势有哪些

超声引导下热消融治疗有快捷、美观、创伤小、费用低、无须住院的绝对优势。治疗无须将病灶切除，而是通过热量将病灶原位"烧死"。做完不影响正常生活和工作，针眼第二天就愈合了。最主要的是热消融后能保留甲状腺功能，不用终身服药，免除了因长期服药而带来的痛苦。

消融术后一般不会复发，即便复发，因为肿瘤生长速度很慢（大概一年生长 1 毫米），及时发现，还可以再次选择消融。如果后期不适合消融治疗了，再选择手术切除也为时不晚，倘若不复发，那患者就终身受益了。

74. 消融后会引起甲状腺功能异常吗，是否需要吃药

消融不同于手术切除，消融治疗只是把有问题的结节给烧死，一般不会损伤正常甲状腺组织，完整地保留了甲状腺，术前甲功正常，术后几乎也不会引起甲功的异常，因此是不需要吃药的。也有医生认为术后应用优甲乐能预防复发，就算其观点是正确的，但是应用于甲状腺微小乳头状癌这种本来就是惰性的癌症，加上其复发率又不高，药物也会造成很多别的影响，我们认为弊大于利，还不如定期复查。

75. 中、晚期肝癌为何首选微创介入治疗

肝癌具有肿瘤恶性程度高、起病隐匿、多伴发肝脏基础疾病等特点，多数患者在诊断明确时已处于中、晚期，失去了手术治疗的机会，因此能够外科手术切除的患者不足 20%。不能手术的肝癌患者，目前临床上常用介入手段进行肝动脉化疗栓塞，其过程主要是经动脉插管，将导管选择性插入肿瘤供血靶动脉后，以适当的速度注入适量的化疗药物和栓塞剂以栓塞肿瘤的供血动脉，从而达到使肿瘤缺血、缺氧坏死的目的，同时将化疗药带到肿瘤局部而起到缓慢释放、长期杀伤癌细胞的作用。通俗地讲，就是通过介入栓塞阻断为肿瘤供给营养的血管，并联合化疗药物"饿死、毒死"肿瘤细胞。

对于失去手术切除肝脏恶性肿瘤机会的患者，肝动脉化疗栓塞术联合多种局部治疗手段（射频/微波消融、放射性粒子植入等）的综合介入治疗无疑是首选的治疗手段，这不仅能改善许多中、晚期患者的生活质量，而且有效延长了患者的生存时间。

76. 胰腺癌失去手术机会，除化疗外，还有其他治疗方法吗

有。介入治疗是一种局部治疗，它全身不良反应轻，疗效确切。目前胰腺癌的介入治疗主要包括经导管动脉灌注化疗、影像学（超声、CT、核

磁）引导下放射性粒子的永久植入、经皮穿刺消融技术、经皮肝穿刺胆道引流（PTCD）、经口十二指肠支架置入术及腹腔神经节阻滞术等。

77. 什么是PTCD，有什么作用

PTCD全称为经皮肝穿刺胆道引流，它是在影像技术引导下经皮肤、肝脏在胆道内放置导管的技术，通过内引流和外引流的方式引流胆汁，PTCD具有较广泛的适应证，可用于良、恶性梗阻性黄疸，高位或低位阻塞性黄疸，轻、中、重度阻塞性黄疸等。对于恶性胆道梗阻，还可以在PTCD的基础上进行胆道支架置入，从而取得更好的治疗效果。该技术主要适用于不宜手术切除的危重急性胆囊炎、胆管炎等患者或老年患者，对低位胆道梗阻患者也可以起到胆道引流的作用。因其具有创伤小、时间短、并发症少等优点，成为解除胆道梗阻的重要治疗方法。

78. 如何通过介入手段治疗肠梗阻

在肿瘤相关肠梗阻治疗中，目前较为普及的介入方式是经鼻肠梗阻导管置入、经肛肠梗阻导管置入、自膨式金属支架置入。

经鼻肠梗阻导管置入分为在X线透视下置入法及胃镜直视下置入法。X线透视下将肠梗阻导管送入小肠远端置入成功率高，便于操作，患者耐受度好，并且能够更加准确地判断导管的深度和位置。经肛肠梗阻导管的主要作用则是对梗阻近端的结肠进行减压，并实施灌洗，减轻肠壁水肿，

减少毒素吸收，并为一期肠切除吻合争取机会。对于左半结肠及直肠的急性梗阻，除经肛肠梗阻导管以外，自膨式金属支架也是不可或缺的治疗手段。通过缓解梗阻症状，减轻肠壁水肿，既可以为择期手术创造机会，又可以为姑息治疗患者改善生存质量。

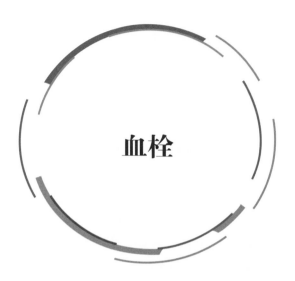

血栓

79. 什么是血栓

血栓是血液里一些物质（如不溶性纤维蛋白、血小板、红细胞等）在凝血系统作用下抱团形成的比较激进的小团体，也是血流在心血管系统中血管内面剥落处或修补处的表面所形成的小块。

众所周知，水管如果不注意及时清洁和过滤，杂质和沉淀物就可能会逐渐蓄积，最初只是部分堵塞而水流不畅，随着时间的推移，栓子像滚雪球一样越滚越大，最终导致水管完全被堵塞而水流受阻，水管彻底报废。其实，我们的血管也像水管一样，常因血液高凝状态、血流缓慢等因素形成血栓，通俗地说就是"血块"，一旦形成血栓就很容易造成血管堵塞，如果是部分堵塞，表现为堵塞远端组织供血不足或回流障碍。如果是完全堵塞，血栓像塞子一样完全堵塞了身体某些部位的血管通道，导致相关脏器没有血液供应，器官缺血、缺氧，进而很快发生功能障碍，如果是重要脏器（如心、脑、肺）发生血栓堵塞，就会发生我们所熟知的心肌梗死、脑梗死、肺栓塞，危及生命，甚至造成猝死。

80. 静脉血栓形成的原因是什么

（1）心脏及血管内膜损伤：内膜受到损伤时，内皮细胞发生变性、坏死脱落，内皮下的胶原纤维裸露，从而激活内源性凝血系统的XII因子，内源性凝血系统被激活。损伤的内膜可以释放组织凝血因子，激活外源性凝血系统。受损伤的内膜变粗糙，使血小板易于聚集，主要黏附于裸露的胶原纤维上。

（2）血流改变：血流变慢和血流产生漩涡等。

（3）血液性质改变：主要是指血液凝固性增高，见于血小板和凝血因子增多。如癌症患者、严重创伤患者、产后及大手术后患者。

81. 静脉血栓分为哪四类，分别具有什么特点

（1）白色血栓：发生于血流较快的部位（如动脉、心室）或血栓形成时血流较快的时期（如静脉混合性血栓的起始部，即延续性血栓的头部）。镜下，白色血栓主要由许多聚集呈珊瑚状的血小板小梁构成，其表面有许多中性白细胞黏附，形成白细胞边层，推测是由于纤维素崩解产物的趋化作用吸引而来。血小板小梁之间由于被激活的凝血因子作用而形成网状的纤维素，其网眼内含有少量红细胞。肉眼观之，呈灰白色，表面粗糙，有波纹，质硬，与血管壁紧连。

（2）混合血栓：静脉的延续性血栓的主要部分（体部），呈红色与白色条纹层层相间，即是混合血栓。其形成过程是：以血小板小梁为主的血栓不断增长以致其下游血流形成漩涡，从而再生成另一个以血小板为主的血栓，在两者之间的血液发生凝固，成为以红细胞为主的血栓。如是交替进行，形成混合血栓。在二尖瓣狭窄和心房纤维颤动时，在左心房可形成球形血栓；这种血栓和动脉瘤内的血栓均可见到灰白色和红褐色交替的层状结构，被称为"层状血栓"，也是混合血栓。

（3）红色血栓：发生在血流极度缓慢甚或是血流停止之后，其形成过程与血管外凝血过程相同。因此，红色血栓见于混合血栓逐渐增大阻塞管腔，局部血流停止后，往往构成延续性血栓的尾部。镜下观察，在纤维素网眼内

充满如正常血液分布的血细胞。肉眼观之，呈暗红色。新鲜的红色血栓湿润，有一定的弹性，陈旧的红色血栓由于水分被吸收，变得干燥、易碎，失去弹性，并易于脱落造成栓塞。

（4）透明血栓：发生于微循环小血管内，只能在显微镜下见到，故又称微血栓，主要由纤维素构成，见于弥散性血管内凝血。

82. 血栓的危害是什么

人体的各脏器之所以能发挥功能，是因为各自有其血管供应养分，如果出现了血栓，就会出现相应脏器缺血的症状、体征。比如，脑血栓就是"脑梗"，通常会导致肢体功能障碍及言语功能障碍，或者是感觉功能障碍，根据血栓的部位和面积的不同，可能会导致患者残疾甚至死亡；肺栓塞就是"肺梗"，会出现呼吸困难、胸痛、咯血等不适；还有大家都知道的"心梗"，这些都是血栓导致的脏器功能障碍所产生的危害，甚至常常出现危及生命的情况。如果将人的血管比作公路，那么血栓就是交通事故，如果不及时处理就会造成交通堵塞，甚至交通瘫痪，如果"事故"发生在动脉，就可能会引起脑卒中或冠心病；如果发生在静脉，就可能发生深静脉血栓形成或肺栓塞，统称为静脉血栓栓塞症。

83. 哪些人更容易发生静脉血栓栓塞症

（1）长时间制动、卧床、旅行。过去医学界认为，乘坐长途飞机与静脉血栓发病关系密切。而最新研究发现，长时间坐在电脑前也已成为发病的一大诱因，医学专家把这种病称作"电子血栓"。坐在电脑前 90 分钟以上，会导致膝部血液流动减少 50%，从而增加了血栓形成的概率。专家建议，使用电脑 1 小时就应该休息片刻，起身走动，伸伸胳膊踢踢腿，活动踝关节，拉伸小腿肌肉。

（2）手术或骨折创伤。大型手术过程中，出血是很常见的，术后，患者机体自我调节机制启动，为了对抗出血，机体会自动调整，形成血液高凝状态的内环境，高凝状态容易止血，但同时也更容易形成血块。此外，大型手术后，患者通常需要卧床几天，卧床也是血栓形成的危险因素之一，因此，多重因素作用下，术后患者更容易形成血栓。

（3）年龄大于 60 岁。人到中老年，血管退化，且易患有"高血压、高血脂、高血糖"三高症状，这些都是血栓形成的危险因素。

（4）口服避孕药。短效避孕药中含有雌激素，雌激素能使凝血因子升高，促进凝血，因此促进血栓形成。

（5）吸烟、过量饮酒。首先，吸烟会造成肾上腺素和去甲肾上腺素水平升高，使血管痉挛，血压升高等，进而导致动脉硬化的产生，动脉硬化导致血管中血液的血流动力学发生改变，使血栓更容易在发生硬化的动脉处聚集而导致血栓的形成。其次，吸烟会导致血管内膜损伤，血管内膜损伤后会导致脂质条纹、纤维斑块及动脉粥样硬化斑块的形成，加之内膜损伤以后会激活血液中的凝血成分，进一步导致血栓形成。

（6）肿瘤、化疗。肿瘤细胞及（其）产物与宿主相互作用促使机体处于高凝状态（简单来说，肿瘤患者本身就是容易形成血栓的），化疗、抗血管生成治疗、表皮生长因子受体酪氨酸激酶抑制剂治疗、激素治疗，以及肿瘤压迫血管、外周静脉置管（PICC 中线静脉导管、输液港）等均是肿瘤患者发生静脉血栓栓塞症的危险因素。

84. 肿瘤患者为什么容易形成血栓

肿瘤相关静脉血栓栓塞症指恶性肿瘤患者合并静脉血栓栓塞症，发病率为 4%~20%。流行病学研究表明，在所有首次发生静脉血栓栓塞症的病例中 20%~30% 和肿瘤相关；而肿瘤患者静脉血栓栓塞症的发生率比非肿瘤患者高 4~7 倍，且呈逐年上升趋势。肿瘤患者发生静脉血栓栓塞症的累积发生率为 1%~8%。静脉血栓栓塞症为肿瘤的重要并发症之一，也是导致肿瘤患者死亡的原因之一。

首次发生静脉血栓栓塞症的病例中 20%~30% 与肿瘤相关，其中接受化疗的患者约占 13%，化疗会增加血栓形成风险 2~6 倍，肿瘤患者较非肿瘤患者静脉血栓栓塞症风险升高 4~7 倍。多数肿瘤患者在最初的 3 个月内发生静脉血栓栓塞症事件，6 个月时达到累计发生率的高峰。

肿瘤患者形成血栓的危险因素有以下三方面。

患者相关：高龄、女性、非洲种族、肥胖、存在合并症（如感染、慢性肾病、肺病、动脉粥样硬化性疾病、既往静脉血栓栓塞史及遗传性血栓形成倾向等）。

癌症相关：包括肿瘤部位、组织类型、分期、诊断的初始阶段等。癌症的原发部位不同，静脉血栓栓塞症发生率不同，根据发生肿瘤相关血栓风险的高低，肿瘤类型可大致分为三类：高风险（胰腺、卵巢、脑、胃、妇科和血液学）、中风险（结肠和肺）和低风险（乳腺和前列腺）。血液系统中骨髓瘤、淋巴瘤、白血病患者更容易并发静脉血栓栓塞症。不同组织学类型发生血栓风险不同，如在非小细胞肺癌中，腺癌患者比鳞状细胞癌患者发生静脉血栓栓塞症的风险更高，肿瘤发生转移者血栓风险明显高于未发生转移者。在肿瘤诊断后 1 年内是静脉血栓栓塞症的高发期，之后随着时间推移，静脉血栓栓塞症形成的风险也会有所降低，可能与癌症化疗、放疗、外科手术等有关系。

治疗相关：住院、手术、全身化疗、血管生成抑制剂等。近年来新型抗肿瘤药物应用于临床，但同时发现它们与静脉血栓栓塞症的发生有一定关系。血管生成抑制剂易引起血栓，沙利度胺、雷利度胺等药物与类固醇或化疗药物联合使用会加重血栓形成风险。此外，分子靶向药物可以对肿瘤患者进行精准治疗，但也可导致肿瘤相关血栓发生风险增加。酪氨酸激酶抑制剂（舒尼替尼和索拉非尼等）增加了发生动脉血栓栓塞事件的风险。抗血管生成药物如抗血管内皮生长因子单克隆抗体贝伐珠单抗，增加了动脉和静脉血栓事件发生的风险）。在肿瘤支持性治疗中，如促红细胞生成素、输血、类固醇也与静脉血栓栓塞症风险增加有关。另一方面，肿瘤患者安置中心静脉导管（包括经外周中心静脉置管）也是静脉血栓栓塞症风险增加的因素。化疗引起的瘤体坏死及组织损伤可导致血管内皮损伤，同时其引起的肝细胞损伤亦可影响抗凝物质合成，从而增加深静脉血栓形成的危险；化疗中糖皮质激素及造血因子［促红细胞生成素（EPO）、重组人粒细胞集落刺激因子（G-CSF）］的广泛应用是血栓的易患因素，新型作用机制的细胞毒性抗肿瘤药物（如紫杉类、长春碱类药物、培美曲塞）预处理时需要大剂量的激素；分子靶向药物如小分子的酪氨酸激酶抑制剂和大分子的 EGFR、血管内皮生长因子单抗及沙利度胺等对血管生成均有抑制作用；放化疗后白细胞下降，发生感染导致多种炎症介质形成，造成血管内皮细胞损伤，促进了血液高凝状态的形成；肿瘤造成的血管压迫或手术等导致血流缓慢和淤积也是血栓发生的主要原因。

85. 出现什么样的症状提示有血栓形成呢

（1）单侧肢体肿胀（警惕发生单侧肢体静脉血栓）；

（2）肢体有疼痛、沉重感（可能是症状侧肢体动脉血栓）；

（3）出现不明原因的持续小腿抽筋（发生下肢静脉血栓可能性大）；

（4）腿或手臂呈红色，触摸有热感（警惕相应肢体动脉血栓形成）；

（5）心前区疼痛，胸闷，胸憋，左肩疼痛，甚至有濒死感，或者感觉有人在掐脖子（心梗发生征兆）；

（6）一侧肢体突然麻木，活动不灵活，口角㖞斜（警惕发生脑梗）；

（7）胸口剧痛，咯血（警惕发生肺栓塞）；

（8）外周静脉置管护理的时候发现不通畅（可能是外周静脉导管前端血栓堵塞）。

如果有以上任何一种表现，请尽快到附近医院就诊。

86. 发现了静脉血栓栓塞症，应该怎么办

（1）绝对卧床，不要动；

（2）禁止按摩发生血栓的肢体；

（3）立即到医院就诊，注意转运途中患者依然要保持绝对卧床，疑似发生血栓的肢体要制动，同时不可按摩、揉捏等（走路时肌肉收缩，按摩或揉捏肢体都会挤压血管，容易导致血栓脱落，血栓脱落后堵塞到哪里，哪里就会形成梗死）；

（4）医生根据病情给予抗凝或溶栓治疗，抗凝治疗一般使用肝素、华法林、利伐沙班，或根据情况进行溶栓治疗。

87. 抗凝治疗过程中我们需要注意些什么

抗凝治疗过程中，我们需要注意：有些抗凝药物（如低分子肝素）可能会诱发血小板减少，导致机体有出血倾向；还有一些抗凝药物（如华法林）受食物和其他一起服用的药物影响较大，大部分经肝脏细胞色素 P450 代谢的酶都与华法林有相互作用，加用或停用任何药物时，应更密切地监测国际标化的比值比。有些药物抑制华法林的吸收，如考来烯胺；保泰松、磺吡酮、吡唑酮等能使华法林从血浆蛋白结合部位置换出来，增加其血浓度；头孢菌素由于抑制肠道产生维生素 K 的细菌，使维生素 K 吸收减少妨碍凝血因子的合成；甲氰米胍、甲哨唑抑制华法林的代谢；巴比妥类、利福平、灰黄霉素使华法林代谢加快。根据临床证据充分的程度，将药物与华法林的相互作用分为四个等级。

与华法林合用的药物中，最应引起重视的是阿司匹林和非甾体抗炎药，这两类药物因为抑制血小板功能而增加华法林出血的危险。阿司匹林和非甾体抗炎药还腐蚀胃黏膜，进一步增加上消化道出血的机会。即使是低剂量的阿司匹林（每天 75~100mg）与中等强度或低强度的华法林合用，也可能增加出血的危险。即使 INR 低至 1.5，合用阿司匹林也会增加抗凝治疗患者出血的发生率。

还有少部分患者对抗凝药物过敏，会有皮疹、发红、瘙痒等不适，严重者可出现气紧、呼吸困难，要观察有无过敏反应，因此抗凝治疗后应定期监测血小板及凝血酶原时间。

抗凝治疗后一定注意观察出血情况。抗凝治疗最大的不良反应是出血，如果出现口腔黏膜出血、血尿、黑便，一定要及时就诊。

88. 什么是静脉导管相关血栓

静脉导管相关血栓是指在病因上与静脉导管密切相关的静脉血栓形成。

肿瘤患者常因输注特殊药物，如化疗药、血管活性药物等，需要建立一个有效、安全的静脉通路。随着近年来静脉导管置入技术的快速发展，输液港、经外周中心静脉导管（PICC）和中线静脉导管因具有留置时间长、穿刺操作简单、穿刺风险较低，并可有效避免反复穿刺和特殊药物外渗而带给患者痛苦等优点，目前已广泛应用于需要化疗、肠外营养、长期抗生素治疗，以及需要大剂量快速补液的患者当中。导管相关静脉血栓作为留置静脉导管后最为常见的并发症而备受关注。

多数导管相关静脉血栓可经过抗凝治疗稳定血栓，症状逐渐缓解至消失；少数情况下，因导管静脉血栓位置及严重程度不同，可能会影响导管的留置时间、使用期限，个别情况甚至引起感染、肺动脉栓塞等严重并发症，严重时危及患者生命。

89. 如何判断患者可能发生了导管相关静脉血栓

如果患者在置入静脉导管后出现置管部位或同侧肢体的肿胀、皮肤颜色改变、皮温异常、疼痛、导管走行部位或邻近部位有压痛、导管所在肢体活动障碍等症状，应高度怀疑发生了导管相关静脉血栓。应尽早去医院就诊，明确是否发生导管相关静脉血栓。

极少数患者还可能出现颈部、颜面部水肿及疼痛；个别患者还可能出现胸痛、咯血、呼吸困难等肺栓塞症状，则更需立即就诊，行静脉超声以明确是否发生导管相关静脉血栓，及时治疗。

90. PICC 相关静脉血栓都有哪些症状

根据有无临床症状 PICC 相关静脉血栓分为有症状的静脉血栓形成和无症状的静脉血栓形成。因为缺乏特异性的临床症状，较多 PICC 相关静脉血栓患者可能被忽视或漏诊。

无症状的 PICC 相关静脉血栓发生率为 23.3%~38.5%，常表现为静脉回流受阻，如手臂疼痛、肿胀或手臂、颈部和胸部静脉扩张，也可表现为表浅血栓性静脉炎的相关症状。

肺栓塞在所有与 PICC 相关静脉血栓事件中占 13%~20%。上肢留置 PICC 发生导管相关静脉血栓后，更容易有导管侧肢体肿胀、疼痛的症状，下肢有症状的概率要小一些。但是大多数 PICC 相关静脉血栓通常没有特异的临床不适，所以早期诊断比较困难。

91. PICC 相关静脉血栓的危险因素有哪些

（1）患者相关因素：PICC 相关静脉血栓的发生风险受患者自身特点的影响。如患者血液处于高凝状态，和／或有静脉血栓病史的患者发生

PICC 相关静脉血栓风险相对较高。肿瘤患者，尤其是血液肿瘤、肺腺癌、淋巴瘤等病种的肿瘤患者，因其血液处于高凝状态，发生 PICC 相关静脉血栓的风险，与其他患者相比更高，更容易形成血栓。合并糖尿病、肥胖、高血压、贫血等并发症的患者，以及高龄、有血栓病史的患者，PICC 相关静脉血栓发生的风险也明显增加。这可能因为患者年龄较大、病情复杂多变、活动量减少导致血液的黏稠度增加，从而引起血液流速减缓，同时糖尿病、肥胖等并发症患者的血液中血脂、血糖浓度高于正常值，容易刺激血管造成损伤，进一步加大了 PICC 相关静脉血栓发生的风险。

（2）导管相关因素：PICC 穿刺技术属于侵入性操作，且 PICC 对人体来说是置入到血管内的一种异物，不同材质、不同型号的导管发生 PICC 相关静脉血栓的概率存在差异。所置入的导管与其置入静脉比值越小，患者发生 PICC 相关静脉血栓的危险越低，反之越高。与置入末端开口式 PICC 导管的患者相比，置入三向瓣膜式 PICC 的患者导管相关血栓发生率较低；材质为聚酯胺材料的 PICC 发生导管相关血栓的风险较高。在满足患者治疗需要的前提下，首选直径更小、材质对患者血管损伤最小的导管，这对减少 PICC 相关静脉血栓的发生具有重要意义。患者导管尖端异位与 PICC 相关静脉血栓的发生密切相关，这可能是因为当导管尖端位于除上腔静脉以外的其他静脉中时，管径变小，血流速度减缓，高浓度和高刺激的药物长时间与血管内皮接触，容易损伤血管，最终导致血栓形成。

（3）药物相关因素：血栓的形成与 PICC 管路输注的药物种类也有关，如输注万古霉素、头孢曲松和甲硝唑等抗生素是 PICC 相关静脉血栓发生的危险因素。输注药物的 pH 值（≤ 5 或 ≥ 9）、渗透压和输液浓度的极值可能会导致内膜损伤、炎症，进而导致血栓形成。有研究结果显示，通过 PICC 输注甘露醇和血管紧张素是 PICC 相关静脉血栓发生的危险因素。肿瘤患者常用的 EPO，以及某些化疗药物，如氟尿嘧啶、卡培他滨等也可增加 PICC 相关静脉血栓的发生风险。

（4）穿刺静脉选择：穿刺静脉的选择也与 PICC 相关静脉血栓的发生有关。选择在非贵要静脉置 PICC 管比在贵要静脉置管更容易发生深静脉血栓。有研究表明，在左臂置入的 PICC 发生血栓的风险比右臂置入更高，这可能与左臂静脉 PICC 置入难度较大，且导管在体内走行距离较长，易引起血管内皮损伤有关。

因此，在进行 PICC 穿刺前，应确定适当的导管静脉比，选择合适的静脉，尽量避免穿刺前臂较小的静脉。

92. 怎么预防 PICC 相关血栓

置管后指导患者低脂清淡饮食、多饮水，防止血液黏稠。日常生活、治疗中患者和家属每日密切关注置管侧肢体情况，护理人员每日测量置管侧肢体上臂围（一般在肘窝上 10 厘米水平测量臂围）并记录。导管间歇期，患者应在规定时间内到正规且有资质的医疗机构进行导管维护，并掌握机械锻炼预防血栓的方法，坚持长期锻炼。患者参与 PICC 相关静脉血栓预防的主动性越高，PICC 相关静脉血栓的发生率就越低。

93. 发生 PICC 相关静脉血栓后是否需要立即拔除 PICC

对于发生 PICC 相关静脉血栓但不存在抗凝禁忌的患者，建议继续保留导管，保留导管期间持续进行抗凝治疗。至于是否存在抗凝禁忌，需要由专业医生综合评估判断，然后决定是否进行抗凝药物治疗；加用抗凝治疗后，可以出院。

如果导管周围有血栓，导管管腔内无血栓，导管就还可以继续使用；

但是，抗凝治疗至少应进行 3 个月，定期复查静脉超声。

当导管不再使用，或存在抗凝禁忌，或有局部感染、导管功能障碍，或血栓症状持续进展的情况下，可考虑拔除导管。一般建议在抗凝治疗 2 周后拔除导管，导管拔除后继续抗凝治疗 3 个月。

94. 如何预防静脉血栓栓塞症

日常预防：晚睡前喝杯开水，可防止血栓形成，平时也要养成饮水习惯，每天饮水 1000~1200 毫升，有利于血液循环，降低血液黏稠度，对预防血栓很有好处。多吃洋葱、海带、卷心菜、深海鱼油、黑木耳、韭菜、生菜等，适当饮醋、饮茶等。

适当运动：可以促进血液循环，有效预防深静脉血栓形成；运动能促进血液循环，使血液稀薄，黏滞性下降。如打太极拳、做体操、跳舞、骑自行车、慢跑、游泳、舞剑等。

物理预防：通过分级加压弹力袜、间歇充气加压泵、足底静脉泵等设备进行物理预防。

药物预防：可以使用抗凝药物预防。遵医嘱每次服用少量阿司匹林，可使血小板环氧化酶乙酰化而失去活性，防止血栓形成；如果大剂量服用阿司匹林，则会抑制前列腺素 I_2 的生成，加速血液凝固，形成血栓，故不宜大剂量服用。

（1）恶性肿瘤患者。除了活动能力下降外，还有感染、其他内科急症、高龄等高危因素，静脉血栓栓塞症发生风险较高，因此，《肿瘤相关静脉血栓栓塞症预防与治疗指南（2019 版）》及美国临床肿瘤学会建议，在没有出血或抗凝禁忌证的情况下，患有活动性肿瘤而没有其他危险因素的住院患者可以进行药物预防。多个临床随机对照研究显示，在住院患者中使用药物预防可以显著降低静脉血栓栓塞症发生率，但如果住院患者只行小手术、短期输注化疗或接受干细胞或骨髓移植则不推荐使用常规药物预防治疗。

（2）围手术期恶性肿瘤。围手术期恶性肿瘤患者是静脉血栓栓塞症发生的高危人群，包括在出院后一段时间内，静脉血栓栓塞症仍然具有较高的风险。美国临床肿瘤学会和美国国家综合癌症网络的指南建议，所有接受重大外科手术的恶性肿瘤患者在排除抗凝禁忌证后均应进行预防性抗凝治疗，且抗凝应从术前开始，可以采用药物和机械预防的联合方案提高疗效，预防时间应持续至少 7~10 天，对于接受腹部或盆腔手术的患者预防应持续4 周，药物首选低分子肝素。

（3）门诊化疗的癌症。不是所有的门诊癌症患者都需要药物预防抗凝治疗。美国临床肿瘤学会及《肿瘤相关静脉血栓栓塞症预防与治疗指南（2019版）》推荐 Khorana 评分 ≥ 2 分的患者接受预防抗凝治疗，药物可选择低分子肝素。在排除药物间相互作用及出血高风险（如胃肠道肿瘤），可以给予阿哌沙班、利伐沙班治疗。

（4）留置中心静脉导管的癌症。不建议留置中心静脉导管的患者常规使用药物预防抗凝治疗。

（5）多发性骨髓瘤。多发性骨髓瘤的患者接受沙利度胺或来那度胺联合化疗和（或）地塞米松治疗时，评估为低风险患者可选择阿司匹林或者适当剂量的低分子肝素预防，对高风险患者应给予低分子肝素抗凝预防。

95. 如何判断静脉血栓栓塞症发生的风险

静脉血栓栓塞症是比较隐匿的疾病，住院患者发病率比较高。如果患者患有深静脉血栓栓塞症，可能继发肺栓塞等严重并发症，威胁生命安全。

临床上，医生会通过相关评分表，判断患者是否为深静脉血栓栓塞症高危患者，比如 Wells 评分表、Caprini 评分表，或者其他各种改良版本的评分表。评分表比较专业，医生通过评分表获得评分以后，可以判断患者是否存在深静脉血栓栓塞症风险及风险高低。

深静脉血栓栓塞症风险等级分为低危、中危、高危三个层次，如果医生判断患者属于深静脉血栓栓塞症高度危险，则意味着患者可能已患深静脉血栓栓塞症，需行四肢血管彩超，确认有无深静脉血栓栓塞症发生。如果已有发生，则患者需绝对卧床，相应肢体制动，肿胀肢体抬高，根据情况进行抗凝治疗；如果是目前还未发生深静脉血栓，仅为高危患者，也未出现任何血栓发生的临床表现，则应增加肢体活动，或者使用弹力袜，必要时使用抗凝药物，预防深静脉血栓栓塞症的发生。

96. 该如何降低静脉血栓栓塞症的风险

高达 60% 的静脉血栓栓塞症病例发生在住院期间或住院后，使之成为预防住院期间血栓相关性意外死亡（如心梗、脑梗、肺栓塞等）的首要因素。亚洲所有关于静脉血栓栓塞症的研究均指出预防血栓形成的重要性。根据患者病情和指征的不同，指南推荐中危和高危患者应使用抗凝药物预防，低危患者应使用机械措施预防，如梯度加压弹力袜、气压泵。如果存在出血风险，指南推荐仅使用梯度加压弹力袜来预防血栓形成。

97. 静脉血栓栓塞症发生早期有哪些前期反应呢

　　急性下肢深静脉血栓主要表现为患侧（一般以单侧为主）的突然疼痛、肿胀、凹陷性水肿、局部皮肤张力增大、温度升高等，或伴有小腿后侧、大腿内侧、股三角区、腘窝有压痛。随着时间推移，患肢可出现蚯蚓状的浅静脉曲张。严重的下肢深静脉血栓可表现为下肢极度肿胀、剧痛、皮肤发亮呈青紫色、皮温降低并伴有水疱，以及足背动脉搏动消失等情况。

　　如遇上述这些情况，应立即就医，不可盲目按摩、热敷、活动等，以免血栓脱落堵塞其他血管，若不及时处理，可有发生休克和静脉性坏疽的风险。假若继发出现呼吸困难、气促、胸闷、心悸、咳痰、咯血、濒死感等症状，可能是静脉血栓脱落，随血液循环至肺部，堵塞肺动脉，引起肺栓塞的表现，此时情况紧急，严重时可危及生命，应立即拨打急救电话，保持平静，等待救援。

98. 应该如何有效预防静脉血栓栓塞症

　　对于静脉血栓栓塞症的预防，最重要的是对静脉血栓发生的高危因素有清晰的认识，针对性地治疗相关的基础病、原发病，在不同疾病或状态下，谨遵医嘱，实时防范，避免或减少由静脉血栓栓塞症带来的二次伤害或者后遗症。居家时，我们应该注意：

（1）积极认识，合理运动：加强静脉血栓栓塞症相关知识的学习，减少吸烟，加强身体锻炼，避免久卧、久坐或长期保持固定姿势。适时起身活动，可以促进血液循环，减少静脉血栓栓塞症的发生，如体操、瑜伽、腿部拉伸运动等。

卧病在床时，应进行踝泵运动：患者平卧，双腿伸直，双足做上勾下踩动作，各持续5~10秒，然后从内向外侧转动踝关节，并根据跖屈、内翻、外翻的顺序进行旋转运动。

直腿抬高锻炼：患者平卧，双下肢伸直，单侧肢体交替从床面上抬起20厘米高度，每次保持5~10秒。

膝关节锻炼：患者平卧，两手抱膝靠近胸部，两腿交替进行。

股四头肌锻炼：患者平卧，伸直并微抬高膝关节，用力绷紧大腿肌肉5~10秒后放松。锻炼往复数次即可，以患者能够耐受为宜，间隔时间不固定。

（2）外力加压：对于有静脉血栓栓塞症病史或平时就经常腿肿的人，可以通过外力作用协助小腿肌泵工作，加快血流速度，避免血液瘀滞，缓解腿部不适。如梯度加压弹力袜，切忌不可过度加压，否则得不偿失。或者采用人力挤压法，患者平卧，陪护人员一手握患者踝关节，一手自其比目鱼肌和腓肠肌下缘向上挤压，每次持续20分钟左右，频次依患者自身情况而定。

（3）药物预防：对于素来患有心脑血管疾病、恶性肿瘤等静脉血栓栓塞症的高危人群，可遵医嘱服用相关抗凝药物，并随时观察有无皮肤瘀斑、瘀点、黑便等出血情况，若有则立即停药并尽快就医。

（4）适度饮水：正常情况下，人每天需饮水2000毫升左右。水分进入人体之后，能够稀释血液，促进新陈代谢，降低血液黏稠度。在无相关基础疾病的前提下，应做到多饮水、定时饮水，特殊情况下需遵医嘱饮水。

（5）中药外敷、熏洗、穴位敷贴等：采用中医药预防时，多采用活血化瘀药、益气活血药、活血渗湿药等外治，如冰黄散。充分利用药物分子间的物理效应，药物活性成分不经肝脏代谢直接作用于受药部位。或取相关穴位如髀关、足三里、三阴交、委中、承山、血海、伏兔、三阴交、太冲、涌泉穴敷贴联合穴位按压，起到疏通经络、促进血液循环的作用。

同时，也在此提醒大家，虽然静脉血栓栓塞症可怕，但通过以上这些小妙招，完全可以进行有效的预防。大家工作之余也要多多注意休息，适当运动，舒缓心情。

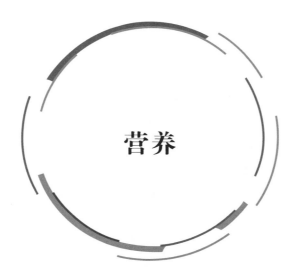

营养

99. 为什么肿瘤患者需要营养治疗

在古代战场中，从来都是"兵马未动，粮草先行"，可见无论是什么样的战争，粮食都是头等大事，关乎战役成败。同样的，在对抗恶性肿瘤的战场中，营养治疗也常常关乎整个治疗的成败，如营养治疗会影响到患者的治疗依从性、疗效、总体生存率等。一项来自中国抗癌协会肿瘤营养与支持治疗专业委员会的调查研究显示，40%~80% 的肿瘤患者存在营养不良；约 50% 的肿瘤患者初次诊断时就存在营养不良；约 20% 的肿瘤患者直接死于营养不良，而死于癌症的患者，其营养不良的发生率几乎达到了100%。

肿瘤患者营养不良发病率具有以下特征：①恶性肿瘤高于良性疾病；②消化道肿瘤高于非消化道肿瘤；③上消化道肿瘤高于下消化道肿瘤；④实体肿瘤高于血液肿瘤，内脏肿瘤高于体表肿瘤；⑤老年人高于非老年人。我国住院肿瘤患者中的中重度营养不良发病率达 57%，食管癌、胰腺癌、胃癌患者营养不良发生率较高。

肿瘤患者容易出现营养不良，原因主要有四点：①肿瘤细胞是增殖很快的细胞，需要摄入比正常细胞更多的营养；②肿瘤晚期的患者，最常见的转移部位是肝、肺、脑等，都属于代谢比较旺盛的器官，比如占体重 2% 的肝脏可以消耗人体 20% 的能量，所以肿瘤晚期需要更高的营养支持；③肿瘤细胞会分泌一些细胞因子过度活化人体的饱食中枢，从而引起患者厌食或食欲减退，容易引起营养不良；④手术、化疗、放疗等治疗会对人体正常细胞产生损害，如出现恶心、呕吐、疼痛等症状，导致消耗增加并影响食物的摄入及消化、吸收。总的来说，就是吃得少，消耗得多，就会出现营养不良，表现为肿瘤患者体重明显下降、体虚、乏力等。

营养不良可以引起：①低蛋白血症，肌肉及内脏蛋白大量消耗；②免疫功能降低，易感染；③伤口愈合不良；④脏器功能受损；⑤对抗肿瘤治疗的耐受力下降，敏感性降低；⑥并发症更多，住院时间更长，医疗花费更高，生活质量更低，生存时间更短。

因此，肿瘤患者更加需要营养治疗，营养治疗对肿瘤患者意义重大。

100. 恶性肿瘤患者怎么评估自己的营养状况

肿瘤患者发生营养不良最主要的特征就是体重下降。如果3个月内，肿瘤患者不是由于主动节食减肥，而是由于疾病原因引起进食量减少导致体重下降 ≥ 5%，就可以诊断为营养不良。比如，3个月内，60kg的肿瘤患者，体重下降5%（3kg），即为营养不良。

也可以依据BMI进行评估：小于$18.5kg/m^2$为营养不良，18.5~$23.9kg/m^2$为正常，24~$27.9kg/m^2$为超重，$\geq 28kg/m^2$为肥胖。BMI=体重/身高的平方（国际单位kg/m^2），比如：体重60kg，身高1.65m，BMI=$22.04kg/m^2$，即为正常。

另外一些化验指标低于一定数值也提示有营养不良风险，如白蛋白小于35g/L，血清前白蛋白小于0.17g/L，转铁蛋白小于1.4g/L，淋巴细胞计数小于$1.5 \times 10^9/L$，血清胆固醇小于3.88mmol/L。

101. 如果存在营养不良，我们该如何进行营养干预

（1）制订营养目标：维持机体生理需要及活动所需的能量、所需的蛋白质量。评价消化道功能，选择营养干预手段，找专业的营养师或医师咨询。

（2）膳食指导：如果患者每日摄食不足，则应给予合理的膳食指导及饮食搭配。

（3）因各种原因每日膳食达不到目标量时，给予肠内营养，途径有口服（即口服营养素补充），还有放置鼻胃管、鼻空肠管或经皮胃造瘘。同时应根据患者胃肠道的耐受情况选择不同的肠内营养剂类型。

（4）如果经胃肠道进食无法达到目标量，或胃肠道无功能，或不能经胃肠道进食者，考虑肠外营养，即经静脉给予营养素。

102. 肿瘤患者化疗期间如何进行营养治疗

营养不良会降低肿瘤患者对治疗的耐受性，出现减量或化疗频繁中断，影响抗肿瘤治疗效果。营养治疗可以减少化疗对患者营养的负面影响，保证化疗疗程和应有的疗效。营养干预指征为：已存在营养不良或营养风险的患者，建议营养治疗；如果化疗严重影响摄食，每日摄入能量低于需要量60%超过1~2周，或者预计患者将有7天及以上不能进食，或者因摄入不足导致患者体重下降时，建议启动营养治疗。

营养治疗路径选择。首选营养教育与膳食指导。肠内营养首选口服营养补充，口服不足或不能经口补充时，用管饲饮食补充或替代。严重黏膜炎或严重胃肠道功能受损的患者，经口进食和肠内营养仍不能满足营养需求时，应考虑肠内营养联合肠外营养。对肠内营养不可行或不耐受的患者，推荐全肠外营养。

因肿瘤导致经口摄食困难或食物通过上消化道困难而能量摄入不足的患者可以通过管饲来维持营养状态。研究证实，食物摄入不足的患者应用肠内管饲比经口喂养更有效，早期给予肠内营养者，与迟给或不给肠内营养者相比，前者的体重增加更明显，治疗中断和再入院率降低。需要长期管饲（管饲大于4周）时，建议行经皮内镜下胃造口等。

化疗患者营养配方。一般情况下，化疗患者的肠内营养治疗选择整蛋白标准配方。根据个体情况选择特殊配方。高能量密度配方可减少摄入量，可能有更好的依从性。ω–3多不饱和脂肪酸强化型肠内营养配方对改善恶病质可能有益。短肽制剂含水解蛋白无须消化，吸收较快。适合消化功能受损的患者，如手术后早期、放化疗患者及老年患者。

103. 肿瘤患者需要补充哪些营养

营养就是将食物中的物质转化为身体所需元素的过程，而能够维持人体健康及生长发育所需要的元素被称为"营养素"。营养素是维持生命活动的物质基础，人体内营养素可分为蛋白质、脂肪、糖、维生素、矿物质、水和纤维素7大类，其中蛋白质、脂肪、糖是主要供能者。正常人的供能比大概是脂肪不超过30%，蛋白质10%~15%，糖55%~60%，可见正常人以碳水化合物为主要供能底物。而肿瘤细胞主要通过糖类提供自身所需的能量，对于脂肪的利用率差。因此，高脂肪、高蛋白、低糖饮食应作为肿瘤患者的首选方案。具体所需营养素如下：

蛋白质是构成人体组织最重要的营养元素，高蛋白饮食有益于肿瘤患者。蛋白质日常最好的来源是鱼、家禽、瘦肉、鸡蛋（主要是蛋清）、低脂乳制品。

脂肪（俗称油）的补充应多选用不饱和脂肪，包括单不饱和脂肪和多不饱和脂肪。单不饱和脂肪主要存在于芥花油、橄榄油和花生油等植物油中；多不饱和脂肪主要存在于亚麻籽油、玉米油和深海鱼油中。

糖类是人体能量的重要来源。肿瘤细胞主要通过大量摄取糖来满足其快速增殖的能量需要。因此，建议有意识地减少糖的摄入量，增加蛋白质、脂肪的摄入量，选择性地提供能量来源，以使肿瘤细胞得不到更多的营养。

微量元素（包括维生素和矿物质）是人体维持机体的正常运作所必须的。维生素 A、维生素 C、维生素 E、锌和硒为抗氧化营养素，它们具有提高机体免疫力、抗氧化的作用，具有防癌或抑癌的功效。微量营养素主要来源于新鲜的蔬菜和水果。

104. 肿瘤患者应遵循哪些饮食原则

（1）平衡膳食：满足能量需要的 70% 以上，维持体重不下降。建议能量主要来源选择谷类食品；100% 满足蛋白质需要，每千克体重需要摄入 1.2~1.5g 蛋白质，如体重 60kg 的患者每天所需蛋白质的量为 72~90g。可以选择蛋、奶、鱼、肉、大豆类等富含优质蛋白质的食物，另外增加适量的油脂类和富含丰富维生素、矿物质的新鲜水果和蔬菜及适量的膳食纤维。

（2）保持适宜的、相对稳定的体重：肿瘤患者近 3 个月体重丢失大于 5%，提示存在营养不良风险，并会对身体功能及临床结局造成影响，因此保持适宜的、相对稳定的体重对于肿瘤患者很重要。

（3）食物选择注意多样性和合理搭配：建议每日应摄入 20~30 种食物，

其中 2/3 是植物性食物，1/3 是动物性食物。植物性食物不仅能为机体提供丰富的碳水化合物，还富含多种防癌的维生素、微量元素及植物化学物。大多数具有肿瘤预防作用的膳食主要是由植物来源的食物组成的。动物性食物如肉、蛋、奶富含丰富的优质蛋白质，有利于肿瘤患者机体组织重建、免疫细胞更新。

105. 肿瘤患者怎么吃好

首都医科大学附属北京世纪坛医院的石汉平教授认为，吃好应该包括两个层面：生理的健康、心理的愉悦，即吃得健康、吃得快乐。

感性吃饭

用眼吃饭：肿瘤患者的食物应该"秀色可餐""琳琅满目"，可以使患者"一见钟情"，达到"望梅止渴"的效果。肿瘤患者对水果、蔬菜的色泽要求"五光十色""丰富多彩"，不应该长期食用单一色泽、单一品类的食物。

用鼻吃饭：肿瘤患者的嗅觉常常存在功能障碍，在食物中增加调味品和香料，如桂皮、生姜、柠檬等，可以改善食物气味，从而增加食欲。

用舌吃饭：肿瘤患者常常存在味觉异常，包括味觉丧失、味觉减退、味觉障碍和味幻觉 4 个方面，常见化学味、金属味、药味和苦味。不同味觉变化的处理建议如下。金属味：建议进食冷食；无味：建议进食室温食物，进食更加芳香的蛋白质食物；苦味：避免食用牛排，少量多餐；咸味：减少食盐，进食冷食。

用心吃饭：肿瘤患者应该制订一份饮食计划表，将每天的食物分成 5~6 餐，以小分量的形式提供丰富多样的食物，在愉快的环境与愉悦的对象用充足的时间享用食物。《中国居民膳食指南》建议用 15~20 分钟吃早餐，用 30 分钟吃中、晚餐。食欲不振、食欲缺乏的患者应该充分利用食欲较好的时间段进食，保证吃饭时的好心情。

理性吃饭

用大脑吃饭：由于多种原因，肿瘤患者不想吃、不愿吃，常常处于饥饿状态。为了与肿瘤做斗争，肿瘤患者应该下定决心，排除困难，争取吃饱。吃饭时认真想一想：为什么吃，吃什么，如何吃？克服饮食偏好，纠正饮食任性，走出饮食误区，选择健康食物。即使是自己平时讨厌的食物，但是为了健康，也必须吃。节制饮酒，增加蛋白质、水果、蔬菜的摄入量。荤素配比合理（荤：素掌握在 1∶3 至 1∶4 之间）、粗细搭配均匀。

用牙齿吃饭：肿瘤患者牙齿稀松、消化功能减退、消化液分泌减少、肠道蠕动减弱，更应细嚼慢咽，每口饭菜最好咀嚼 25~50 次，切忌狼吞虎咽、囫囵吞枣式的饮食习惯。

用管子吃饭：在胃肠道功能正常，但是不能经口进食的情况下，经管子（胃管、小肠营养管等）吃饭，即管饲喂养。

用静脉吃饭：在胃肠道完全不能使用（如存在完全性肠梗阻）时，或者经胃肠道喂养不足时，可以通过静脉给患者喂"饭"，医学上称为"胃肠外营养"或"静脉营养"。经静脉"吃饭"的途径有外周静脉和中心静脉两种。与食物不同，肠外营养剂是由营养素单体组成的，包括水、葡萄糖、脂肪酸、氨基酸、维生素、矿物质，不需要消化，可直接被细胞吸收、利用。

106. 肿瘤患者加强营养会促进肿瘤生长么，肿瘤能被饿死吗

我们有时会看到有人因为担心加强营养会导致肿瘤生长，而减少营养的摄入，希望通过饥饿去饿死肿瘤。这种观点是极其错误的。

事实上，肿瘤细胞生长速度与患者摄入多少营养素并无关系。因为肿

瘤细胞是一种生长迅速的细胞，需要大量的营养物质，它在生长过程中必然与正常组织争夺营养，其争抢能力要远大于正常细胞。所以，如不进行营养治疗，首先受损的往往是正常细胞、组织和器官，而肿瘤细胞仍然会掠夺正常细胞的营养，结果癌细胞没有饿死，患者身体内的正常细胞先被饿死了，使营养不良的肿瘤患者并发症更多、生活质量更低、临床预后更差、生存时间更短。因此，营养支持应该成为肿瘤患者的基本治疗措施，营养治疗在肿瘤的多学科综合治疗中是最基本的保障。

针对已经出现营养不良症状的患者，适当的营养支持既可以改善患者的营养状况，使患者的免疫力和抗肿瘤能力增强，生活质量提高；又能提高患者对手术治疗的耐受性，减少或避免手术后的感染，使得术后伤口能够尽快愈合，也能提高患者对放疗和化疗的敏感性和耐受能力，减轻不良反应。

古语有云："兵马未动，粮草先行。"如果把抗肿瘤比做一场战役的话，上战场之前，不给士兵吃饱怎么能打胜仗？目前医学界已获得基本共识：营养支持不但不会促进肿瘤生长，而且合理的营养支持已经成为肿瘤患者的基本治疗手段之一。

107. 对肿瘤患者而言，喝汤是最有营养的吗

有人认为喝汤是"大补"最好的方式，比如喝乌鸡汤、鱼汤、海参汤、猪蹄汤等，认为通过炖煮熬制，营养及精华都溶解在汤里了，对需要营养的肿瘤患者来说是最好的补品，所以医院里经常看到患者喝汤，家属吃渣的情景。

这种观点是错误的。事实上，科学测试表明，汤中的营养物质只有原料全部营养物质的 5%~10%（主要是维生素和无机盐），大部分营养（特

别是蛋白质）都留在了渣里。所以说，喝汤其实并不能将食物的营养全部摄取、吸收，能摄取到的营养也非常少。建议患者（不禁饮食的）尽量汤和渣一块吃；若咀嚼功能有障碍、消化能力差，或病情限制者，不能吃渣。

108. 肿瘤患者需要多吃补品吗

有人认为肿瘤患者应该多吃补品，比如灵芝、孢子粉、冬虫夏草等，认为这些补品能增强免疫力，与放化疗配合可以增强治疗效果，减轻不良反应。

这种观点是错误的。事实上，这些东西缺乏主要营养素如蛋白质、糖等，它们无法提供充足的能量以完成机体代谢。简单来说就是主要的营养素（蛋白质、糖、脂肪）就像提供能量的"木柴"，而这些"补品"就像"助燃剂"，在身体连"木柴"都缺乏的情况下，无论有多少"助燃剂"都没有办法燃烧火焰。而且有些补剂还可能会影响肿瘤治疗的功效。因此，患者如果得到一些"补品"的信息，不妨及时向医生咨询，了解其是否具有抗肿瘤作用，至少不能影响肿瘤治疗。

109. 肿瘤患者需要忌口"发物"吗

有人认为，鱼、鸡、鸭、鹅等是"发物"，会加快肿瘤生长，不能吃。这种观点是错误的。所谓"发物"，指能使疾病加重或诱使疾病发作的某些食物，一般包括水产品中的带鱼、鲤鱼、螃蟹、虾、蛤蜊；畜肉类中的羊肉、狗肉、驴肉、马肉和母鸡肉等；蔬菜中的韭菜、芹菜、香菜和茴香等。民间认为发物可以影响许多疾病的发生与发展，尤其是复发。但实际上，无论是现代医学还是祖国传统医学，都没有"发物"的说法。即便在中医学的专业著作、工具书中，也没有"发物"的专门注释。上述动物肉蛋都是优质蛋白来源。提高饮食中的蛋白质比例能明显提高肿瘤患者的体能及生活质量，延长其生存时间。盲目忌口只能使患者的营养状况日趋恶化。肿瘤患者的忌口应该因病而异，因人而异，因治疗方法而异。完全素食不利于肿瘤患者，荤素搭配才是最佳选择。

110. 肿瘤患者饮食要以蔬果为主，不能吃肉吗

这种观点是错误的。肿瘤患者应保持均衡饮食，以提供给身体足够的营养素。癌症患者需要高蛋白饮食，动物性食物中的蛋、肉、奶中含有丰富的优质蛋白质，减少进食会导致蛋白质摄入不足，损害机体健康。

111. 糖类会加速癌症的进展，因此癌症患者不能吃糖吗

这种观点是错误的。正确的说法应该是癌细胞往往比正常细胞生长更迅速，对葡萄糖的需求量更大，会与正常细胞争夺营养。这和"吃糖加速癌症进展"的说法完全不同。但少吃添加到食物中的蔗糖、红糖、冰糖、糖浆、蜂蜜等"添加糖"，有助于身体健康。

112. 肿瘤患者只能吃清淡的食物，不能进食油腻的吗

这种观点是错误的。我们常吃的食用油里面含有大量的人体必需脂肪酸，而缺乏这些脂肪酸会导致机体功能紊乱、代谢异常等症状，不利于患者的恢复。因此，肿瘤患者是可以摄入油脂的，这里推荐大家选择一些橄榄油、深海鱼油等。

113. 肿瘤患者每天需要大量喝水吗

这种观点是错误的。水是机体重要的组成部分，能调节机体生理、生化反应，多喝水能加速机体的新陈代谢。癌症患者适量喝水有助于机体的恢复。但是癌症患者不能大量喝水，尤其是出现腹水的患者，更要注意水分的摄入。一般每天摄入 1.5~2 升的水（包括牛奶、汤、果汁等）就可以了。

114. 大量食用抗癌食物能抗癌吗

这种观点是错误的。盲目食用抗癌食物是不行的，会造成部分营养物质摄入过多，导致机体出现其他疾病。如西兰花等十字花科植物有抗癌功效，但是如果西兰花摄入过多，会增加患甲状腺肿大的风险。

115. 多吃"有机"食品，能降低复发转移吗

这种观点是错误的。"有机"通常用于形容没有杀虫剂和基因修饰（转基因）的食物，还用于形容那些未给予抗生素或者生长激素的肉类、蛋类和乳制品。目前，没有研究表明有机食物比其他食物更能降低癌症发生风险或复发风险。

116. 需要营养，就要去医院打营养针吗

这种观点是错误的。打营养针属于肠外营养，而营养吸收最好的部位是胃肠道，经口或胃肠道给予的肠内营养更符合生理需要，可保护肠道菌群，人为的营养针完全不能完美地模仿人体胃肠的吸收功能，而且有可能

会增加心、肝、肾功能的负担。除非出现胃肠功能衰竭、重度呕吐、肠梗阻等无法通过胃肠道吸收的情况才考虑肠外营养的营养针。

117. 什么是肠内营养

肠内营养是指通过胃肠道途径为机体提供营养，它具有符合正常生理状态、维持肠道结构和功能的完整、费用低、操作和护理简便、并发症较少等优点，因而是临床营养支持首选的方法。

临床上，肠内营养的可行性取决于患者的胃肠道是否具有吸收所提供的各种营养素的能力，以及胃肠道是否能耐受肠内营养制剂。

只要具备上述两个条件，在患者因原发疾病或因治疗的需要而不能或不愿经口摄食，或摄食量不足以满足机体合成代谢需要时，均可采用肠内营养。

118. 肠内营养制剂可分为哪些剂型

根据其组成肠内营养制剂可分为非要素型、要素型、组件型及疾病专用型肠内营养制剂四类。

非要素型制剂也称"整蛋白型制剂"，该类制剂以整蛋白或蛋白质游离物为氮源，渗透压接近等渗，口感较好，口服或管饲均可，使用方便，耐受性强。此类制剂适于胃肠道功能较好的患者，是应用最广泛的肠内营养制剂。

要素型制剂是氨基酸或多肽类、葡萄糖、脂肪、矿物质和维生素的混合物。此类制剂具有成分明确、营养全面、不需要消化即可直接或接近直接吸收、含残渣少、不含乳糖等特点，但其口感较差，适合于胃肠道消化、吸收功能部分受损的患者，如短肠综合征、胰腺炎等患者。

组件型制剂是仅以某种或某类营养素为主的肠内营养制剂，是对完全型肠内营养制剂进行的补充或强化，以适合患者的特殊需要。此类制剂主要有蛋白质组件、脂肪组件、糖类组件、维生素组件和矿物质组件等。

疾病专用型制剂是根据不同疾病特征设计的针对特殊患者的专用制剂，主要有糖尿病、肝病、肿瘤、肺病、肾病、创伤等专用制剂。

以上肠内营养制剂有粉剂及溶液型两种，临床上应根据制剂的特点和患者的病情进行选择，以达到最佳的营养效果。

119. 肠内营养可选择哪些途径

肠内营养途径包括口服、鼻胃／十二指肠置管、鼻空肠置管、胃造口、空肠造口等，具体投给途径的选择取决于疾病情况、喂养时间长短、患者精神状态及胃肠道功能。

鼻胃／十二指肠、鼻空肠置管通过鼻胃或鼻肠管路进行肠内营养，操作简单易行，是临床上使用最多的方法。鼻胃管喂养的优点在于胃容量大，对营养液的渗透压不敏感，适合于各种完全性营养配方，缺点是有反流与吸入气管的风险。鼻胃／十二指肠置管、鼻空肠置管喂养适合于需短时间（小于两周）营养支持的患者，且长期置管的患者可能出现咽部红肿、不适，呼吸系统并发症发生的风险也会增加。

胃造口或空肠造口常用于需要较长时间进行肠内喂养的患者，具体可采用手术造口或经皮内镜辅助胃／空肠造口，后者具有不需麻醉及手术开腹、操作简便、创伤小等优点。

120. 肠内营养制剂输注方式有哪些

肠内营养的输注方式有一次性投给、间隙性重力滴注和连续性经泵输注三种。

一次性投给：将配好的营养液或商品型肠内营养液用注射器缓慢注入喂养管内，每次 200 毫升左右，每日 6~8 次。该方法常用于需长期家庭肠内营养的胃造瘘患者，因为胃容量大，对容量及渗透压的耐受性较好。

间隙性重力输注：将配制好的营养液经输液管与肠道喂养管连接，借重力将营养液缓慢滴入胃肠道内，每次 250~400 毫升，每日 4~6 次。此法优点是患者有较多自由活动的时间，饮食节律类似正常饮食状态。

连续经泵输注：应用营养液输注泵在 12~24 小时内均匀持续输注，是住院患者较为推荐的肠内营养输注方式，其优点是胃肠道不良反应较少，营养效果较好。

肠内营养液输注应循序渐进，开始时采用低浓度、低剂量、低速度，随后再逐渐增加营养液浓度、滴注速度及投给剂量。一般第 1 天用 1/4 总需要量，营养液浓度可稀释一倍。如患者能耐受，第 2 天可增加至 1/2 总需要量，第 3、4 天可以增加至全量，这样使胃肠道有逐步适应和耐受肠内营养液的过程。开始输注时速度一般为每小时 25~50 毫升，以后每 12~24 小时输注速度每小时提升 25 毫升，最大速率为每小时 125~150 毫升。营养液的温度应保持在 37℃左右，过凉易引起胃肠道不良反应。

121. 肠内营养可能出现哪些并发症

主要有机械性、胃肠道、代谢性及感染性并发症。

机械性并发症主要有鼻、咽及食管损伤，喂养管堵塞，喂养管拔出困难，造口并发症等。

胃肠道并发症：恶心、呕吐、腹泻、腹胀、肠痉挛等症状是临床上常见的胃肠道并发症，这些症状大多能够通过合理的操作来预防和及时纠正、处理。

代谢性并发症：主要有水、电解质及酸碱代谢异常，糖代谢异常，微量元素、维生素及脂肪酸缺乏等。

感染性并发症：肠内营养感染性并发症主要与营养液的误吸和营养液污染有关。吸入性肺炎是肠内营养最严重的并发症，常见于幼儿、老年患者及有意识障碍的患者。防止胃内容物潴留及反流是预防吸入性肺炎的重要措施，一旦发现误吸应积极就医治疗。

122. 使用肠内营养制剂时应注意些什么

（1）建议按照说明足量使用，而不是每天只喝一点。足够的能量摄入是良好的体力和免疫力的前提。

（2）每种肠内营养制剂有不同的口味。饮用肠内营养制剂最大的一个问题就是口味，不同患者喜欢不同的口味，选择自己喜欢的即可。

（3）有的患者饮用肠内营养制剂后可能导致轻度腹泻。通常建议更换种类，如果不愿意更换，可以考虑少量多餐或者加水稀释。

（4）蛋白粉不能代替肠内营养制剂。有的患者或家属会认为蛋白粉营养价值高，肿瘤患者只喝蛋白粉就行，或者认为蛋白粉就是肠内营养制剂，这些都是错误的认识。肠内营养制剂远比蛋白粉营养成分更全面、均衡，使用肠内营养制剂时甚至无须加蛋白粉，每日过多摄入的蛋白机体也很难吸收，肠内营养制剂本身就含有优质蛋白。

123. 应如何选择经空肠营养管注入（输入的）营养液

空肠对营养液的配方、浓度、渗透压及污染情况要求相对较高。由于空肠内无胃酸的杀菌作用，因而对营养液的细菌污染要特别注意，尽量避免污染。如自行配制营养液，每次仅配制当日量，4℃保存。输注时饮食的温度应接近体温，配好的饮食在容器中悬挂的时间不应超过 8 小时，新鲜饮食不应与已用过的饮食混合。配制时间过久，食物可能变质凝固，也可导致堵管；同时注意防止霉变、腐败的食物引起细菌或真菌性肠炎。

124. 带有胃肠营养管的患者，应当如何保证科学喂养

连续输注营养液吸收效果较间歇性输注好，患者胃肠道不良反应少，

营养支持效果好。输注过程床头抬高 30°~40°，每 4 小时冲管一次，鼻饲注射器每天更换，滴注遵循"浓度从低到高，量由少到多"的原则，应加强观察，在情况允许时，尽量使用输液泵输入，发现问题及时处理。输注完毕后应使用温开水或生理盐水冲洗管道。一旦发生灌注不畅，考虑堵管的可能，可使用 20 毫升注射器反复冲洗、抽吸，或将可乐或苏打粉溶于温水后注入。

125. 肿瘤患者体重下降会对病情有什么影响

体重下降会导致患者减少体力活动和社交活动，影响生活质量。手术后体重下降可能减慢伤口愈合的速度，增加手术并发症。体重下降，造成脂肪和骨骼肌的消耗，造成呼吸肌功能的降低，导致坠积性肺炎和呼吸功能衰竭等，严重者可引起死亡。

营养不良的患者影响机体对化疗药物的吸收，代谢和排泄产生障碍，导致化疗药物毒性增加。机体耐受能力下降，引发多种不良反应，抗肿瘤效果受到影响。如出现恶病质的患者，总体来说生存时间较短，因此肿瘤患者通过各种方法保持体重非常重要，包括膳食营养、适度运动、合理用药等。

126. 如何判断肿瘤患者是否出现了营养不良

肿瘤患者一定要关注自己的体重是否下降，这种体重下降是非自主的，也就是在不控制饮食、运动量没有增加的情况下体重下降了。最常用、最简单的方法是测量体重。一般认为，如果在 3 个月内体重下降超过 5%，6 个月内体重下降超过 10%，即提示有营养不良存在。还可以及时去医院进行实验室检查，如血常规、血清白蛋白、血清前白蛋白、肌酐等。营养师或医生也会通过一些营养风险筛查工具对患者提出一些问题或让患者填写调查问卷，由此评估患者是否有营养不良的风险，再决定是否采取营养支持。

127. 导致肿瘤患者出现营养不良的原因有哪些

肿瘤患者发生营养不良的原因，通俗地讲就是"吃得少了，丢得多了，吸收弱了，代谢乱了"。出现营养不良的原因有以下几点：

摄入不足使营养失去了源头。肿瘤对全身的影响可能引起食欲减退、恶心、呕吐、疼痛、味觉和嗅觉的改变，让人完全没有吃的欲望。由于头颈部肿瘤局部损害和治疗的原因造成患者进食减少；食管癌患者因吞咽困难、吞咽疼痛而进食不足；消化道完全或不完全性肠梗阻、出血，常伴有腹胀、腹痛，这些都会导致营养不良的发生。

营养丢失，丢失的营养比摄入的营养多。如消化道手术术前必须禁食、禁水，还需要做肠道准备，虽然可以减少术后感染，但同时也造成了营养物质和益生菌的丢失；术后因为创伤、感染等情况会造成大量营养物质丢失，肿瘤晚期患者如合并腹腔积液、胸腔积液、心包积液时，富含营养物质的液体不能被人体重新吸收，当需要穿刺抽液以缓解症状时，则会进一步加重营养丢失。

营养物质不能被完全消化、吸收。如消化道手术后会造成患者饮食量减少和对食物消化、吸收能力减弱，从而影响营养物质吸收。

营养物质的代谢紊乱。肿瘤细胞对糖的消耗是正常细胞的 7 倍，造成人体内糖的消耗增多而储备下降。在肿瘤细胞生长的过程中丢失大量的蛋白质，导致患者骨骼肌群大量丢失，脂肪合成减少，脂肪动员和脂肪氧化增加，表现为患者身体消瘦和体质衰弱。这样，常规饮食不能满足肿瘤患者的需求，也是导致患者营养不良的原因之一。

128. 肿瘤患者出现食欲下降、厌食的症状该如何处理

食欲下降是指患者缺乏进食欲望，不思饮食，食之无味，继续发展就是厌食。食欲下降是肿瘤患者常见的临床表现，它会使得患者经口进食减少，导致营养不良甚至极度消瘦的恶病质状态，增加病死率。如果患者出现食欲下降甚至厌食的症状该怎么办呢？

首先要改善患者的心态，缓解其焦虑、紧张情况，使其保持心情舒畅，营造轻松愉快的进餐环境。

用科学的烹调方式有助于患者对食物的消化和利用，适当多食用一些略有酸味又营养丰富的新鲜水果，减少进食温度过高或过低的食物，并且不适合进食味道特殊的食物。

积极治疗原发疾病，同时针对肿瘤引起的疼痛、恶心、呕吐、便秘、味觉异常等症状进行对症治疗。

在医生的指导下使用预防和治疗食欲下降的药物。

129. 肿瘤患者发生便秘应该如何处理

便秘是肿瘤患者化疗后常见的不良反应之一，针对便秘提出以下几点

预防和处理措施：

定时大便。大便安排在合理的时间，到时间时不管有无便意都要按时去厕所，强化排便反射的形成。

饮食指导。进食多样化以增强患者食欲，少食多餐；多吃新鲜水果和富含纤维素的蔬菜，多吃粗粮、杂粮、润肠通便的食物、富含 B 族维生素的食物，鼓励患者多饮水（每天保持 2000 毫升左右），晨起餐前空腹饮用凉开水、蜂蜜水或淡盐水为宜。忌食刺激性调味品及饮料。

增加膳食纤维和益生菌。可溶性膳食纤维，如菊粉等可促进粪便吸水，增加大便量，促进肠蠕动，促进排便。

适当运动。根据具体情况选择合适的运动方式，如散步、打太极拳等，对长期卧床的患者应指导其进行腹部按摩，可以促进肠蠕动和排便。

心理护理。保持良好的精神状态，缓解患者烦躁、焦虑的情绪。

药食治疗。食用润肠通便的粥类，如胡麻仁粥、蜂蜜粥等。

灌肠治疗。如果通过饮食调节仍然不能解决便秘，灌肠是最快和最有效的方法了。

130. 肿瘤患者要怎样补充蛋白质

肿瘤患者的营养不良往往会陷入一个恶性循环。除了能量及多种营养素需要补充外，蛋白质的补充对肿瘤患者尤为重要。一方面补充蛋白质可以促进机体功能蛋白如免疫球蛋白的合成；另一方面充足的蛋白质有助于预防肿瘤患者的肌肉减少，提高其生活质量。如果患者进食相对正常，建议从食物中补充优质蛋白质，包括蛋类、奶类、鱼肉、禽肉、坚果、豆类等，如果伴有贫血，要增加红肉的摄入量，如牛肉、猪肉、羊肉等，菌菇类食物富含氨基酸，对于肿瘤患者也是很好的补充蛋白质的食物。如果患者不能经口进食，但胃肠道功能还基本正常，可以通过鼻肠管或胃造瘘插管将肠内营养液注入体内进行补充。如果胃肠道功能已经明显受损，则要接受肠外营养（静脉营养）支持，以利于患者蛋白质的合成，改善患者预后。

131. 抗肿瘤治疗期间的饮食建议有哪些

如果有食欲不振：应注意烹调方式健康化，以蒸、煮、烩、炒为主，少用煎、炸、烤等方式，减少油脂、盐、酱油、味精等的用量。可以少食多餐，进食高热量、高蛋白饮食。用餐前适当活动或使用少许开胃、助消化的食物，如山楂、萝卜、山药、酸奶等。必要时处以增加食欲的药物，如甲地孕酮，或补充适量的维生素、矿物质。

如果有恶心、呕吐：可以在食物中加姜汁或喝些陈皮茶、白萝卜、麦芽汤等。如呕吐严重，2小时内避免进食。防止脱水，可以经常喝清流质，如肉汤、水、果汁等。

如果有疲劳和乏力：可以多食用对神经细胞和精神状态有良好影响的食物及富含优质蛋白的食物，如肉、蛋、奶、鱼等；若摄入较少，可补充一些乳清蛋白质粉。可以食用新鲜的蔬菜和水果，若摄入不足，可以做成蔬果汁加坚果补充，这样患者耐受性会好些。同时，可以适当用一些补血益气的药膳，如阿胶、黄芪、党参、当归、大枣、山药等。

如果有便秘：可以增加含膳食纤维素的食物，如蔬菜、水果、薯类、豆类、坚果、海带等。也可以多喝蜂蜜水、绿茶水等。

如果有腹泻：可以食含有粗纤维少的蔬菜，如冬瓜、去皮西红柿、煮熟的生菜、土豆等，并辅以米粥、蛋黄米汤等食物。可以喝一些果汁、蔬菜汁以保持电解质平衡，也可用健脾食品如花生米、白扁豆等。腹泻严重者可暂时禁食。同时，避免食用会加重腹泻的高纤维食品，如坚果、全谷物、豆类、生的水果和蔬菜。避免食用高脂肪食品，如油炸和油腻食物。

如果有味觉改变：化疗会降低味蕾对甜、酸的敏感度，增加对苦的敏感度。糖或柠檬可加强甜味及酸味，烹调时可多采用。避免食用苦味较强的食物，如芥菜等。选用味道较浓的食品，如香菇、洋葱等。

如果有口腔溃疡：可以进食清淡、易消化、少渣的半流质或软质食物。避免酸味强的或粗硬、生硬食物，必要时可利用吸管吸吮液体食物。吃高蛋白质、高热量的食物，以加速愈合过程。

如果存在骨髓抑制：可以食用高蛋白质和养血补血的食物，如猪肉、牛肉、鸡肉、鱼肉、动物肝脏、黑木耳、黑米、黑芝麻、大枣、花生等；避免喝浓茶。

如果存在贫血：可以食用富含铁的食物，如动物肝脏、动物血、大枣。新鲜水果在餐后半小时至1小时进食。不宜喝浓茶。适当补充绿叶蔬菜、菇类、黑米、花生。

如果存在吞咽困难：应该以流食和半流食为主，少食多餐。可以考虑做匀浆膳。如果吞咽不是很困难，可以做肉末粥、肉末龙须面、鸡蛋羹等容易吸收的食物。如果吞咽确实很困难，通过饮食指导后仍不能达到能量需要，可以选择口服营养补充，确保能够有足够的营养和能量摄入，维持适当的体重，以更好的体力状态去迎接后续的治疗。

132. 抗肿瘤治疗期间饮食方面需要注意些什么

（1）手术后不要吃过于生硬的食物：术后1周内为手术创伤调养期，这段时间内的饮食营养尤为重要。术后第三天可进食半流质食物，每次500毫升左右，每日5~6次，一般4~5天后可恢复正常饮食。此时，应该多吃清淡、富含营养、易消化的食物，如虾、鱼类等。避免摄入坚果、干果等生硬的食物，以免出现伤口的二次开裂。

（2）靶向治疗期间不要摄入西柚等水果：西柚中含有的呋喃香豆素及其化合物，能对靶向药物产生强烈的抑制作用，会干扰靶向药物的代谢，影响其抗癌功效。因此在服用靶向药期间，应该避免食用西柚、西柚汁等含有西柚成分的食物，常见的这类水果有沙田柚、红心柚、西柚等。橙子和橘子可以适量吃一些。

（3）免疫治疗期间慎用中药：由于中药成分复杂，很多中药都含有能影响免疫系统的成分。而免疫治疗就是作用于机体的免疫系统，如果和中药联用，可能会出现一些不可预知的情况出现。因此，免疫治疗期间，应该慎用中药。

（4）不吃生冷、不新鲜的食物：由于放化疗等治疗手段会造成免疫抑制，导致白细胞减少，因此患者要特别注意在生活中避免感染风险，不要食用含有致病微生物的食物。比如，最好不吃生冷食物，如生鱼片、生蚝、剩饭、剩菜、未经消毒的果汁等，饭前认真洗手，彻底清洗蔬菜和水果，在适宜温度下保存食物等。

（5）避免摄入辛辣刺激的食物：靶向、免疫或者其他治疗很有可能会引起胃肠道不适，如果再食用辣椒、姜、葱、生蒜等辛辣刺激的食物，会加重胃肠道负担，导致胃肠道不适更加严重。因此，应该避免摄入这些辛辣刺激性的食物。

（6）避免摄入油炸、烟熏、烧烤、腌制类的食物：经过这类烹饪方式烹饪出来的食物，不仅会损失大量的营养物质，还会产生亚硝酸盐、苯并芘等致癌物，正常人吃后都会给身体带来危害，癌症患者就更不能吃了。

（7）控制牛奶的摄入：虽然牛奶是不可或缺的营养来源，但无论什么食物吃多了都容易适得其反，若是单日食用量超过500毫升，则有增加癌症复发的风险，因此可以喝牛奶，但要控制牛奶的摄入量，推荐每天200~300毫升为宜。

（8）合理运动：尽管运动对身体有好处，但是出现下列情况的患者，应该避免运动：严重贫血者；合并各种急性感染者；体温升高，病情复发者；某些部位有出血倾向者；有明显恶病质者。

133. 肿瘤患者要如何做好营养管理

（1）均衡膳食：正如前文讲到的那样，肿瘤患者不能只摄入蔬菜或者只摄入肉类。大家都需要均衡膳食，合理营养，这样才能有助于提高机体的抗癌力。研究显示，增加蔬菜的摄入可能降低前列腺癌、结肠癌等多种癌症的复发率。还能降低肺癌、肝癌、口腔癌、胃癌的发病风险。需要注意的是，不能只吃素食，而应该是多吃素食。膳食指南提倡癌症患者每天食用450~680g的蔬菜和340~450g的水果。每天摄入的果蔬，颜色要多样化，尽量选择新鲜的食材。

（2）合理烹饪蔬菜：烹饪蔬菜时，优先使用蒸或者微波，其次是水煮，再次是炒，尽量避免烧烤。这样能最大程度保证水溶性营养物质不被破坏。对于咀嚼或吞咽困难的患者，果蔬汁有助于丰富饮食营养。如果患者可以耐受，建议直接吃水果，可以选择草莓、火龙果等柔软的水果，或将其他水果切成小块食用。

（3）戒酒：多项研究证实，酒精的摄入会增加癌症患者复发、转移的发生率。很多抗癌药通过肝脏代谢，而酒精会加重肝脏负担，从而加剧药物的不良反应。因此，一般情况下，建议患者不要饮酒。

（4）戒烟：吸烟早就被定性成了肺癌最重要的危险因素，不仅如此，吸烟还会损伤血管内皮，引起心脑血管疾病。此外，吸烟还能引起消化道溃疡、骨质疏松症等多种疾病，真是有百害而无一利。因此，对于肿瘤患者，应该戒烟！

（5）管理体重：超重、肥胖和体重过轻都不利于癌症的控制。越来越多的证据显示，超重或肥胖会增加癌症复发风险，降低存活率。我们身边多数的癌症患者存在营养摄入不足、体重过轻的现象，这种情况下，机体缺乏和癌细胞战斗所需的"粮草"，这对疾病康复更加不利。

（6）适量运动：关于运动锻炼与癌症复发及死亡之间的关系，已有初步研究证实，适量运动能降低癌症复发的风险，提高生存率，并能预防心血管疾病、糖尿病等疾病的发生。在癌症康复治疗期间，运动能改善患者虚弱的体质和心肺功能，增强肌肉力量，同时缓解焦虑感，消除自卑心理。

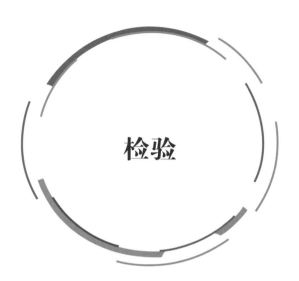

检验

134. 什么是肿瘤标志物

肿瘤标志物是指细胞癌变过程中所产生的正常细胞中没有或含量极为微量的特异性物质，也可以是宿主细胞针对癌细胞所产生的正常成分，但在质和量上与正常状态下或良性疾病时明显不同。常见的肿瘤标志物有甲胎蛋白（AFP）、癌胚抗原（CEA）、糖类标记物（CA125、CA153、CA199、CA724、CA50 等）、前列腺特异性抗原（PSA）和神经元特异性烯醇化酶（NSE）等。它们存在于肿瘤患者的血液、体液、细胞和组织中。肿瘤标志物目前常常被用来进行肿瘤的筛查、诊断、预后判断、复发肿瘤的早期发现和肿瘤治疗的检测等。

一个普通人不可能经常去做胃肠镜、超声、CT、核磁等检查，比如偶尔的 CT 检查一般不会产生太大的危害，但如果长期反复做 CT 检查，辐射剂量叠加，就会对人体的各个脏器产生危害。最容易受到 CT 辐射影响的是甲状腺或者生殖器官，还有血液系统等，严重的可能会导致甲状腺癌变或者血液系统疾病。而有些人也无法接受胃肠镜检查时的痛苦，或者是核磁高昂的费用及噪音。但是我们可以通过检测人体肿瘤标志物这一简单、快捷且无痛的方法对人体全身脏器进行一个初步的筛查，尤其在某些无症状的早期肿瘤患者中，肿瘤标志物检测很有意义，有时候甚至是发现肿瘤的唯一线索。需要注意的是，肿瘤标志物有其自身局限性，由于其特异性不高，因此不能将肿瘤标志物的异常作为诊断某种恶性肿瘤的独立依据，对于恶性肿瘤的诊断还是需要结合患者症状、体征、病理活检及影像学检查等，因此当我们体检发现某项肿瘤标志物升高时，不要过于紧张，应该及时就医，让医生协助给予客观的判断或诊疗计划。

135. 常见的肿瘤标志物有哪些

肿瘤标志物的来源广泛，习惯上按照其本身的性质，将其分为胚胎抗原标志物（AFP、CEA 等）、糖类抗原（CA125、CA153、CA199、CA724、CA50 等）、蛋白类标志物（CK、TPA、SCCA）、基因标志物（Ras、myc、人类 c-erbB-2 基因等）、酶类标志物（PSA、NSE）及其他（VEGF、CTC、ctDNA 等）。

肿瘤胚胎抗原常见的有甲胎蛋白（AFP）和癌胚抗原（CEA）。AFP 是目前公认的原发性肝癌早期诊断的最灵敏、最特异的肿瘤标志物，结合超声能发现直径小于 5 厘米的早期肝癌，同时结合人绒毛膜促性腺激素（HCG）可用于生殖细胞肿瘤的分型及分期。CEA 升高的肿瘤大多位于空腔脏器，如胃肠道、呼吸道和泌尿系等，当 CEA 比正常持续升高 5~10 倍时，是强烈提示恶性肿瘤特别是肠癌存在的信号，它同时也是监测肿瘤复发的重要指标，其敏感度高于 X 线和结肠镜，CEA 也常用来监测和评价胰腺癌、胃癌、肺癌等实体肿瘤的进展情况和治疗效果。

糖类标志物常见的有 CA199、CA125、CA153 等。CA199 是结直肠癌、胰腺癌的重要标志物，正常人体组织含量甚微，CA199 的升高预示着肿瘤的进展，CA199 被美国 FDA 用于胰腺癌患者血清的定量检测和辅助检测指标，尤其是诊断胰腺癌时，与超声相比提早 1~7 个月。CA153 在乳腺癌细胞表面含量较高，对于乳腺癌的监测具有较高特异性，但灵敏性较差，因此虽然不适用乳腺癌的早期诊断和肿瘤筛查，但是可用于乳腺癌的治疗评价、预后判断、复发检测等，也被认为是诊断转移性乳腺癌的重要指标。

酶类标志物常见的有前列腺特异性抗原（PSA）和神经元特异性烯醇化酶（NSE）等。PSA 是一种存在于前列腺液和精液中的蛋白酶，几乎全部由前列腺分泌，因此 PSA 是为数不多的特异性肿瘤标志物之一，可以作为年龄在 50 岁以上男性普查前列腺癌的指标。NSE 正常仅存在于神经组织和血细胞中，临床上可以作为神经母细胞瘤和小细胞肺癌的特异性诊断标志物，常常被用于疗效观察、预后判断和监测复发，同时对于神经内分泌系统肿瘤、黑色素瘤及甲状腺髓样癌等也有重要诊断价值。α-L- 岩藻糖苷酶（AFU）是检测原发性肝细胞性肝癌的又一项敏感且特异的新标志物。原发性肝癌患者血清 AFU 活力显著高于其他各类疾患（包括良、恶性肿瘤）。血清 AFU 活性动态曲线对判断肝癌治疗效果、估计预后和预报复发有着极其重要的意义，甚至优于 AFP。但是，值得提出的是，血清 AFU 活力测定在某些转移性肝癌、肺癌、乳腺癌、卵巢或子宫癌之间有一些重叠，甚至在某些非肿瘤性疾患如肝硬化、慢性肝炎和消化道出血等也有轻度升高。AFU 应与 AFP 同时测定，可提高原发性肝癌的诊断准确率，有较好的互补作用。

c-erbB-2 又称"HER-2 基因"，属于生长因子受体类基因，表达一种跨膜蛋白酪氨酸激酶，其通过基因扩增而激活，多见于乳腺癌、卵巢癌、肺鳞状细胞癌和胃肠道肿瘤，由于其在乳腺癌诊断中特别有价值，因此被认为是一个独立的预测指标，此基因发生突变的患者预后较差，极易复发，生存期短。在卵巢癌患者当中，HER-2 基因的激活增强了肿瘤侵袭性，提高了临床分级，患者预后也更差，因此，HER-2 基因在鉴别高危人群方面具有重要价值。

铁蛋白（SF）升高可见于：急性白血病、何杰金氏病、肺癌、结肠癌、肝癌和前列腺癌。检测铁蛋白对肝脏转移性肿瘤有诊断价值，76% 的肝转移患者铁蛋白含量高于 $400\,\mu g/L$，在肝癌患者 AFP 测定值较低的情况下，可用铁蛋白测定值补充诊断依据，以提高诊断率。发生色素沉着、炎症、肝炎的患者，其铁蛋白也会升高，升高的原因可能是由于细胞坏死，红细胞生成被阻断或肿瘤组织中合成增多。

β_2 微球蛋白（β_2-MG）表达在大多数有核细胞表面。临床上多用于诊断淋巴增殖性疾病，如白血病、淋巴瘤及多发性骨髓瘤。其水平与肿瘤细胞数量、生长速率、预后及疾病活动性有关。此外，血清 β_2 微球蛋白可用于骨髓瘤患者分期，也可以在患者发生肾功能衰竭和炎症等多种疾病时增高，故应排除由于某些炎症性疾病或肾小球滤过功能减低所致的血清 β_2-MG 增高。

循环肿瘤细胞（CTC）：是指自发或因诊疗操作进入外周血循环的肿瘤细胞。CTC 可以用来早期判断肿瘤对治疗的敏感性和增殖活性，早期调整治疗方案，从而为患者制订个体化的治疗方案提供依据。

136. 有哪些因素会对肿瘤标志物产生影响

检测肿瘤标志物的血液标本通常情况下可以在一天之内的任何时间采集，但应该注意各种可能的影响因素，如肝肾功能异常、胆道排泄不畅均可造成 CEA、ALP、GGT、细胞因子等浓度增高；使用某些药物（化疗药物、内分泌药物等）时可能会影响多种肿瘤标志物的检测结果；受到汗液、唾液污染时可以使 SCC、CA199 浓度升高，发生溶血时 NSE 等多项肿瘤标志物会明显升高；女性在妊娠期时 CA125、CA199、AFP 会升高；还有某些酶类或者激素类肿瘤标志物不稳定、易降解，应该及时测定或降温处理。

当身体内出现内环境紊乱，如各种急慢性炎症、慢性疾病急性发作时，使用特殊药物时，应激状态（如怀孕、快速减肥、剧烈运动、节食、焦虑等）时，脏器组织创伤（如感染、吸烟、酗酒、外伤等）时，均可能会导致肿瘤标志物异常。因此我们在体检或者抽血前应该尽量避免上述因素带来的影响，当发现肿瘤标志物异常而没有其他明显阳性体征时，请不要过于担心，可以定期复查，必要时就诊即可。

137. 发现肿瘤标志物升高该怎么办

近年来，随着肿瘤检测方面技术手段的不断发展，越来越多新的肿瘤标志物被发现和研究，并将其检测结果广泛应用于肿瘤的筛查、诊断、预后判断、复发肿瘤的早期发现和治疗依据等环节。但肿瘤标志物的检测容易受到肿瘤本身和外界因素的影响，因此绝大部分肿瘤标志物均无法作为恶性肿瘤的确诊依据。进行检测后即使有肿瘤标志物短暂升高，也不必过于紧张。但是，我们需要警惕下面几种情况：

（1）某个肿瘤标志物持续升高不降，即使该肿瘤标志物的特异性、敏感性均不高，但多次复查该标志物保持正常数值 3 倍甚至 10 倍以上时要及时就医。

（2）CEA、AFP、PSA 等特异性较高的肿瘤标志物异常时，应该密切关注，必要时复查或直接就医。

（3）有黑便、消瘦、咯血、黄疸、晕厥等信号时，即使肿瘤标志物正常也要尽快就医。

138. 随访肿瘤患者时发现肿瘤标志物上升是否意味着肿瘤复发或进展

随访肿瘤患者时，我们有时会发现患者肿瘤标志物较前上升，很多患者以为肿瘤标志物上升就是肿瘤复发或进展了，其实这是一种误解！

肿瘤标志物仅仅是一种存在于血液中的反映肿瘤存活和生长的特异性物质，只起到监测和预警作用。血液中肿瘤标志物的浓度会因肿瘤细胞的总量、质量、扩散程度而出现变化，但是，如果机体出现了创伤应激、长期代谢障碍，肿瘤标志物的浓度也会升高。肿瘤标志物有时候也会出现一些假阳性和假阴性的现象，需要根据连续的、动态的变化趋势作为具体的判断依据。当肿瘤患者出现了持续性的肿瘤标志物上升时，才需要警惕肿瘤复发或进展，需及时地进行影像学检查（CT、核磁、PET-CT 等）以进一步明确肿瘤是否复发或进展。

139. 不同人群多长时间检测/复查一次肿瘤标志物

目前没有大数据或相关指南明确给出肿瘤标志物的具体检测时间和检测频率方面的建议，还是应该根据个人具体情况进行检测。

普通人可以根据自身情况或单位体检要求进行检查，年龄大于 40 岁人群尽量保证每年至少体检一次，并将肿瘤标志物检测纳入体检项目范畴；随着我国医疗水平及基因检测技术的发展，我们发现部分肿瘤患者存在明显的遗传和早期发病的特点，因此对于有家族史的，尤其是一级亲属患恶性肿瘤的人群应该将检测肿瘤标志物的时间提前，检测后如发现肿瘤标志物升高者，可短期内多次复查，间期为 2 周至 3 个月不等，及时就医咨询；如果是已经明确诊断为恶性肿瘤的患者，应根据个体情况制订复查时间及检查计划。

140. 就临床意义而言，肿瘤标志物的作用有什么

我们应科学地认识肿瘤标志物的相关临床作用，肿瘤标志物能辅助诊断可疑的肿瘤，能为已经明确诊断的肿瘤患者制订相应的治疗策略提供依据和参考，能反映肿瘤活动性和治疗效果，能检测肿瘤复发和评估预后。但是肿瘤标志物不能涵盖所有的癌症类型，不能因肿瘤标志物值处于正常范围而排除癌症，也不能因肿瘤标志物检测值升高而确诊癌症。

141. 可能出现肿瘤标志物升高的良性疾病有哪些

肿瘤标志物中的 AFP 升高可能出现在病毒性肝炎、急慢性肝损伤、炎症性肠病、妊娠状态等情况。

肿瘤标志物中的 CEA 升高可能出现在吸烟、消化性溃疡、胆道梗阻、急慢性肝炎、肝硬化、胰腺炎等情况。

肿瘤标志物中的 CA125 升高可能出现在月经期、子宫肌瘤、子宫内膜异位症、盆腔炎症、肝炎、妊娠等情况。

肿瘤标志物中的 PSA 升高可能出现在前列腺炎、良性前列腺增生等情况。

肿瘤标志物中的 CA199 升高也可能出现在胆道疾病、急慢性胰腺炎、肝硬化时。因此，在临床诊断过程中如遇到肿瘤标志物升高，必须排除以上疾病存在的可能性后，再做出相应诊断。

142. 肿瘤标志物能否作为靶向药 / 免疫药物的治疗疗效判断标准

由于靶向药物或免疫药物常常需要使用一定疗程后，才能判断治疗效果。所以，在治疗过程中，患者应定期检测肿瘤标志物来为肿瘤治疗评效提供参考。

当肿瘤标志物检测值升高时，患者可能会产生"是不是药物无效甚至药物加速肿瘤进展"的疑问。其实，在某些肿瘤患者治疗过程中，的确有发生肿瘤进展或扩散的可能，肿瘤标志物检测值就会随着恶性肿瘤的进展而继续升高，恶性肿瘤发生进展或扩散被证实后，医生常常会调整原来的治疗方案，采用新的药物进行联合治疗。

但也有一部分患者进行靶向药物或免疫药物治疗后，肿瘤标志物检测值的升高可能是一过性的，由于靶向药物或免疫药物造成大量癌细胞的坏死和破坏，癌细胞内的肿瘤标志物就会在短时间内释放入血，使肿瘤标志物出现一过性的上升。这些肿瘤标志物可以逐渐地被身体代谢和排泄，经过 1~2 个月的时间，血液中短暂上升的肿瘤标志物可以逐渐下降到正常水平。

我们需要明确的是，所有肿瘤标志物只是判断疗效的重要参考之一，更重要的是在临床中结合影像学资料综合评估治疗效果。另外，肿瘤标志物的单次变化对评估肿瘤治疗效果而言，并无很大的参考价值，肿瘤标志物检测值连续动态的持续升高或下降，才能成为评价肿瘤治疗效果的判断依据。

143. 目前而言，肿瘤标志物的检测是否存在不良反应或缺陷

通过血液样本化验进行肿瘤标志物的检测，并不存在明显的不良反应，但是肿瘤标志物检测从某些方面看还是存在一定的缺陷：

（1）就目前已知的肿瘤标志物而言，灵敏度和特异度不高，存在漏诊和误诊的可能。

（2）与别的常规血液化验比较，肿瘤标志物检测费用相对较高，故在普通体检中常常没有肿瘤标志物检查项目，使得肿瘤标志物检测结果联合影像学诊断难以普及。

（3）某些肿瘤的特异性肿瘤标志物目前仍不明确，导致在临床中难以精准识别肿瘤。

未来，我们希望通过继续深入研究，能够发现更多恶性肿瘤相对应的肿瘤标志物，以期达到更高的癌症早期诊断率和检出率，并能够更加准确地为预测肿瘤患者预后和生存期提供依据。因此，通过各种技术手段，发现更多更有效的肿瘤标志物，对肿瘤预防、诊断和预后有着极为重要的作用。

144. 什么是基因检测，基因检测与癌症有什么关系

基因决定人的相貌、肤色、体质、疾病易感性及药物敏感性等。现

代细胞生物学观点认为，人体会在各种外源性及内源性致癌因素的影响下，导致正常细胞内 DNA 缺失或突变，引起肿瘤相关的原癌基因和抑癌基因失衡，失去对细胞生长的正常调控，并诱发癌细胞的无限增殖，最终导致癌症的发生，因此，癌症是一种与基因密切相关的疾病。通过基因检测可以全面了解患者基因突变的状况及分子分型情况，指导患者的靶向药物、免疫药物的使用，同时还可以评估化疗药物不良反应和有效性，对于患者及其家属还能进行肿瘤遗传学评估及诊断，为后续治疗方案的选择提供依据。

145. 什么类型的肿瘤要进行基因检测

美国国家综合癌症网络（NCCN）、中国临床肿瘤学会（CSCO）等重要指南明确指出：对于结直肠癌（RAS、BRAF）、乳腺癌（HER-2BRCA）、卵巢癌（BRCA）、肺癌（EGFR、BRAF、ALK、ROS1、RET）、胃癌（HER-2）、胃肠间质瘤（KIT、PDGFRA、SDHA/B/C/D 等）、黑色素瘤（BRAF）等多种实体瘤，均建议针对其对应的基因进行检测。

另外，对于已经接受系统治疗后效果欠佳或者复发的部分实体肿瘤患者，也应该进行基因检测或多次基因检测。因为治疗效果欠佳或疾病进展意味着肿瘤细胞产生耐药，即可能出现了新的耐药基因，这个时候再用疾病进展之前的基因检测来指导治疗，明显已不合时宜。在经济条件允许的情况下，耐药的患者原则上都要重新进行基因检测，以实时反映当时状态，从而促进医疗团队探讨下一步的治疗方案。

146. 如何送检基因检测

目前血液、肿瘤组织、胸腹水、脑脊液等含有肿瘤细胞的样本都可以用于基因检测，但是选择哪种样本需要结合患者实际情况进行综合考虑。

一般来说，肿瘤组织（包括蜡块、新鲜穿刺组织）作为首诊或者复查时的首选标本。对于患者来说，通过穿刺获取肿瘤样本确实比较难受，很多患者都希望通过抽血获取血液样本进行基因检测，但是，就基因检测结果准确性的比较而言，穿刺样本的准确性要高于血液样本，在疾病早期，建议尽量用穿刺样本检测。血液中基因突变信息更难检测，需要优化检测技术，增加成本，因此血液检测会比组织检测贵一些，且准确率会有所下降。

但是，对于癌症中、晚期的患者，血液与组织检测结果的一致性还是很高的，所以中、晚期癌症患者也可以考虑用血液样本来替代组织样本进行基因检测。需要注意的是，如果送检基因检测的标本不是肿瘤组织，那么一般需要在化疗结束后 1 个月或下次化疗开始前进行血液样本采集，而正在服用靶向药物的患者则应停药至少两周后再进行相关的基因检测。

147. 肿瘤治疗过程中，针对个体化用药指导的基因检测是指什么

个体化用药，就是药物治疗"因人而异"，在充分考虑每个患者个体

差异（包含基因层面）的基础上制订安全、合理、有效、经济的药物治疗方案。基因检测的目的在于让患者在最大范围内寻找可以应用的靶向药物。

在恶性肿瘤的治疗中，一个令人困惑的问题就是：同一分期、同一病理类型的恶性肿瘤患者，采用相同的治疗方案，其疗效（如生存期）为什么会存在明显差异？随着人类基因组计划的完成，研究人员发现同一类型肿瘤的细胞分子生物学差异可能是导致疾病个体化差异的原因所在，继而发现了一些与肿瘤发生密切相关的基因，即肿瘤的"驱动基因"。例如肺癌已知的驱动基因包括 EGFR、ALK、KRAS、HER2、BRAF、PIK3CA、AKTI、MEKI、NRAS 和 MET。驱动基因不同，患者对肿瘤的治疗反应也就不同，这就是相同分型、分期的肿瘤患者在接受相同的治疗方案后，疗效存在差异的原因。目前，一些药物（如靶向药物）具有特异性针对某种肿瘤的基因突变进行精准杀伤的效果，而不同肿瘤患者肿瘤驱动基因突变存在差异，因此通过基因检测，了解患者哪种基因发生突变，适合应用哪种药物，也就达到了"量体裁衣"的效果，做到了"精准医疗"。

148. 如何选择靠谱的基因检测机构

目前，基因检测还是一项比较先进的检测技术，很多核心设备、核心技术都是依赖国外的，并且整个检测流程所用到的试剂物耗大部分是进口的，所以目前市场大部分医学检验公司均处于"通过建设检测能力的公信力来初步建立品牌"的阶段，如参加室间质评活动、CLIA 认证、CAP 认可、ISO9001、ISO15189 认证／认可活动等，卫健委等相关机构也通过增加质量监督力度和质量监督管理工作来规范第三方医学检验市场。在美国，主要依据 1988 年颁布的临床试验改进修正法案（CLIA88）作为管理标准，CLIA 计划由 CMS 负责实施，其资金来源于遍布美国的 20 万家临床检验实验室所缴纳的会员费，CLIA 为各种临床实验室检测设定标准和进行认证，以保证结果的准确、可靠和及时，因此 CLIA 是强制实施的质量管理体系，所有美国的临床检验实验室都必须执行，所有临床检验实验室必须在 CLIA 法规下开展检验项目，必须拥有 CLIA 证书，同时 CLIA 代表了目前国际最高水平的认证标准。综上所述，目前我国国内尚无统一标准，应该尽量选择有双 C/ 单 C（CLIA 认证、CAP 认可）、三标一体认证的（指 ISO9001 质量管理体系、ISO14001 环境管理体系、OHSAS18001 职业健康安全管理体系认证）、ISO15189 认证的基因检测公司。

简单来说，检测基因数目的多少决定了其花费的多少，检测基因数目越多为临床提供的治疗信息也就越多，可信度也更高，但相应的花费也更多。以肺癌为例，全基因检测目前涵盖 500+ 个肿瘤相关基因（随着更多基因被发现，后续会涵盖更多的基因），可以全方位提供临床治疗所需要的信息，包括指导化疗、靶向治疗和免疫治疗，以及评估化疗的不良反应、肿瘤遗传风险及肿瘤恶性程度等。全基因检测可以找到一些正处于临床试验阶段药物的使用机会，带来更多治疗机会。而相对单癌种检测涵盖了指南推荐的 11 个肺癌必检基因，如果想检测得更加全面，靶向、免疫、化疗、遗传一次性全面检测，在经济宽裕、预算充足的条件下，选择全基因检测 + 多平台分子分析更好。

149. 如何选择基因检测方案

对患者来说，检测什么基因是非常关键的，目前医院和各大基因检测公司都有针对不同人群的各类方案，总结如下。

（1）单癌种检测：比如，对于肺癌患者，已知的驱动基因包括 EGFR、ALK、KRAS、HER2、BRAF、PIK3CA、AKTI、MEKI、NRAS 和 MET，那么检测这些常见突变的基因就可以寻找部分经典的靶向药物。优势为价格便宜。如果患者经济条件一般，可以把有限的钱用在"刀刃"上。

（2）全基因检测：同时检测几十个甚至上百个癌症相关基因，比如，FDA 批准的首款获得突破性认定的癌症 NGS 体外诊断检测产品——Foundation One CDx（F1CDx）可检测 324 个基因的突变，还可以检测 TMB 和 MSI 两个基因组特征。优势为使用新一代测序技术，最大优势是覆盖面大，一次就能综合了解情况，但它目前比第一种方案昂贵。当然，随着新测序技术越来越便宜，最终第一个方案肯定会被取代，但目前，还是两者共存。

（3）多平台分子分析：据统计，传统基因检测实际受益的患者不到10%，目前有机构不单单提供靶向治疗选择，而且通过全基因检测 + 多平台分子检测服务，同时从 DNA、RNA 和蛋白质三大层面（一般的二代测序仅基于 DNA）揭示每位癌症患者的分子蓝图，全面分析用药方案，精准地为临床医生及患者呈现化疗、靶向治疗及免疫治疗药物在内的所有治疗选择。优势是其为目前最全面的精准检测项目，可帮助临床医生和患者找到所有潜在的临床有效药物，避免采用无效的药物治疗方案。

150. ctDNA 动态检测的意义是什么

ctDNA 是肿瘤细胞释放到血液中的基因片段，ctDNA 可以实时反映肿瘤的状态。检测意义有两个方面：

对于可手术患者，通过对比术前和术后的 ctDNA 浓度，反映手术是否切除干净；如果术前或者术后采取了药物治疗，ctDNA 检测可以评估药物疗效；术后定期检查 ctDNA 可以提早发现肿瘤复发的信号，尽早进行干预治疗。

对于不可手术的患者，无论是接受靶向治疗、免疫治疗还是化疗，通过血液 ctDNA 的检测均可以动态监测药物治疗疗效，如果现在的药物疗效不好，需要更换药物，ctDNA 检测也有一定的指导意义。

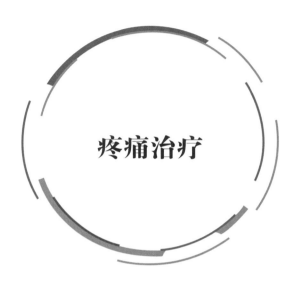

疼痛治疗

151. 肿瘤为何会引起疼痛

在肿瘤细胞生长和增殖过程中，其自身及周围组织细胞会产生大量引起疼痛的物质，如内皮素，高浓度内皮素可直接引起疼痛；肿瘤坏死因子TNF-α是一种促炎因子，可由肿瘤细胞或受肿瘤刺激的周围组织产生，它与肿瘤的生长和转移密切相关，同时可引起疼痛；除肿瘤坏死因子TNF-α外，由肿瘤细胞及其相关组织分泌、对于肿瘤转移及血管生成具有重要作用的白细胞介素-6同样具有导致癌痛发生的作用。

152. 肿瘤细胞破坏骨髓会发生癌痛吗

肿瘤在生长、增殖过程中往往会发生转移，其中骨骼是继肺和肝脏之后的第三常见转移靶点，多发性骨髓瘤、乳腺癌、前列腺癌及肺癌的骨转移现象尤为普遍。据统计，70%的癌症患者在确诊时存在骨髓病变，多发性骨髓瘤中的骨髓病变甚至高达90%。肿瘤在骨骼中的生长可导致爆发性疼痛，临床表现为经疼痛治疗后稳定平台期发生的一种短暂、剧烈的疼痛，具有急性发作、刺痛及程度较为严重的特点。

肿瘤细胞进一步增殖对成骨细胞及破骨细胞均有一定影响，一方面，当破骨细胞对骨的破坏范围较大时，可能导致病理性骨折，并伴有神经系统的受压和损伤，另一方面，破骨细胞激活过程中可产生大量 H^+ 和 ATP，从而激活相应受体，导致疼痛。

153. 抗肿瘤治疗过程中癌痛会减轻吗

随着医疗技术的发展，癌症的治疗方案越来越丰富，10%~20% 的癌痛与癌症治疗（包括化疗、放疗及手术治疗等）有关。研究表明，神经病理性疼痛的发生率约为 39%，而病因调查发现，20% 的癌痛就是由化疗或放疗等治疗引起的，所以抗肿瘤治疗过程中癌痛不一定会减轻。

154. 癌症疼痛是一直痛吗

癌痛导致的疼痛是持续性疼痛还是间歇性疼痛，与癌症病因与癌症发展的阶段有关。癌症初期或肿瘤病灶已经切除时，患者可能有短暂的疼痛感，或无疼痛感。对于中、晚期癌症患者，肿瘤的压迫或浸润，以及化疗和放疗手术等均会导致疼痛。这种情况大部分是持续性的疼痛，而且癌症疼痛持续时间比较长，甚至有可能一开始患有癌症就疼痛，在疾病发展过程中，疼痛可能会阵发性加重，致使患者难以忍受。

155. 疼痛是病吗，需要治疗吗

疼痛是一种主观感受，已成为继体温、脉搏、呼吸、血压之后的第五生命体征。癌性疼痛指由肿瘤引起的疼痛，是癌症患者的主要并发症之一，也是患者面临的最大痛苦，严重影响肿瘤患者的生活质量。初诊癌症患者疼痛发生率约为 25%；晚期癌症患者的疼痛发生率为 60%~80%，其中 1/3 的患者为重度疼痛。如果癌痛得不到缓解，患者将感到极度不适，可能引起或加重患者的焦虑、抑郁、乏力、失眠、食欲减退等症状，严重影响患者的日常活动、自理能力、交往能力及整体生活质量，并进一步影响及时的放化疗，从而影响生存时间。

据统计，癌症患者经正规镇痛药物治疗后，95% 以上患者的癌痛能得到有效控制，故慢性癌痛已被世界卫生组织当作一种独立疾病，需要及时治疗。

156. 如何向医生讲述你的疼痛

第一步：哪里痛？

告诉医生您哪里有疼痛，如腹部、腰部。

第二步：怎么痛？

选出最能描述您疼痛的词语告诉医生：

酸痛、刺痛、搏动性疼痛、压迫性疼痛、咬噬痛、电击样痛、痉挛痛、绞痛、刀割样痛、放射痛、钝痛、麻刺痒痛、一摸就痛、痛觉过敏、难以描述的不舒服的感觉。

温馨提示：有时疼痛亦表现为您从未经历过的不愉快感觉，即所谓的"感觉不适"。

第三步：疼痛程度有几分？

请根据面部表情癌痛评估法中的疼痛脸谱图（见图2）评估您的疼痛程度并告诉医生。

温馨提示：疼痛能够得到有效控制，千万不要一忍再忍！

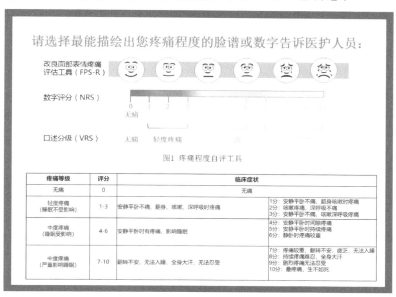

图2 疼痛脸谱图

157. 癌痛治疗手段有哪些

癌痛应当采用综合治疗的原则，根据患者的病情和身体状况，应用恰当的止痛治疗手段，及早、持续、有效地消除疼痛。癌痛的治疗方法，包括病因治疗、药物治疗和非药物治疗。

158. 治疗癌症本身及其并发症可以缓解疼痛吗

可以。癌痛的病因治疗，顾名思义，即为针对引起癌痛的病因进行治疗。癌痛的主要病因是癌症本身和／或并发症等引起；需要给予针对性的抗癌治疗，包括手术、放射治疗、化学治疗、分子靶向治疗、免疫治疗及中医药治疗等，有可能减轻或解除癌症疼痛。

159. 何为癌性疼痛药物治疗的"三阶梯疗法"

第一阶梯——非阿片类镇痛药。用于轻度癌性疼痛患者，主要药物有阿司匹林、对乙酰氨基酚等，可酌情应用辅助药物。

第二阶梯——弱阿片类镇痛药。用于非阿片类镇痛药不能满意止痛或中度癌性疼痛的患者，主要药物有可待因，一般建议与第一阶梯药物合用，因为两类药物作用机制不同，第一阶梯药物主要作用于外周神经系统，第二阶梯药物主要作用于中枢神经系统，二者合用可增强镇痛效果。根据需要也可以使用辅助药。

第三阶梯——强阿片类镇痛药。用于治疗中度或重度癌性疼痛，当第一阶梯和第二阶梯药物疗效差时使用，主要药物为吗啡，也可酌情应用辅助药物。

160. 癌性疼痛的药物治疗原则是什么

根据世界卫生组织《癌症疼痛三阶梯止痛治疗指南》，癌痛药物止痛治疗的五项基本原则如下：

（1）尽量口服给药，便于长期用药，也是最常用的给药途径，可以减少患者对药物的依赖性和成瘾性。其他给药途径包括静脉、皮下、直肠和经皮给药等。

（2）按阶梯用药，指应当根据患者疼痛程度，有针对性地选用不同性质、作用强度的镇痛药物。

轻度疼痛：可选用非甾体类抗炎药物（NSAID）。

中度疼痛：可选用弱阿片类药物或低剂量强阿片类药物，并可联合应用非甾体类抗炎药物及辅助镇痛药物（如镇静剂、抗惊厥类药物和抗抑郁类药物等）。

重度疼痛：首选强阿片类药，并可合用非甾体类抗炎药物及辅助镇痛药物（如镇静剂、抗惊厥类药物和抗抑郁类药物等）。

中重度疼痛可以使用镇静剂、抗惊厥类、抗焦虑、抗抑郁和激素等辅助药物，提高镇痛治疗效果。

（3）有规律地按时给药，而不是出现疼痛时再给药。指按规定时间间隔规律性给予止痛药。按时给药有助于维持稳定、有效的血药浓度，使患者处于舒适状态，减少爆发痛的发生。

（4）个体化给药。指按照患者病情和癌痛缓解药物剂量，制订个体化用药方案。由于患者个体差异明显，在使用阿片类药物时，并无标准的用药剂量，应当根据患者的病情，使用足够剂量的药物，尽可能使疼痛得到缓解。

（5）注意具体细节。加强监护，密切观察疼痛缓解程度和机体反应情况，注意药物联合应用时的相互作用，并且及时采取必要措施尽可能地减少药物的不良反应，以提高生活质量。

161. 哪些非药物治疗手段能缓解疼痛

主要有介入治疗、放疗（姑息性止痛放疗）及针灸、穴位按摩、打太极拳等传统中医方法，以及经皮穴位电刺激等物理治疗、音乐疗法、身心疗法、芳香疗法、认知–行为训练和社会心理支持治疗等，结合自身情况选择合理的组合方案，可显著缓解患者的痛感，改善其生活质量。

162. 疼痛的外科治疗手段有哪些

脊髓后正中后索点状切开术（PMM）动物实验和尸体神经解剖均证实：内脏痛觉的上行传导通路很大部分是经由脊髓脊柱上行的，特别是对于盆腔和下腹部的内脏痛觉传导，脊髓背柱的作用甚至要超过脊髓丘脑束。PMM 正是选择性切断了脊髓背柱中间部传导内脏痛觉的神经纤维。

脊髓止痛手术根据癌性内脏痛的不同部位和特点，考虑行脊神经后根切断术、脊髓前外侧束切断术和脊髓前联合切断术。由于手术损毁脊髓结构，易引起其他并发症，如运动或感觉障碍，因此，要结合患者的总体机能状况，慎重选择。

癌性疼痛影响情绪和信心之后对所有症状都有影响，然而有些患者通过躯体症状表达消极情绪，将自己封闭在复发的极大痛苦中，事实上，这是具有未解决的惧怕、未表达的愤怒和情感冲突的患者所共有的问题。所以，缓解疼痛对于改善肿瘤患者情绪有非常重要的正面影响。

163. 如何看待吗啡的耐药性与成瘾性

在世界大部分地区，由于对"成瘾性"的恐惧往往导致患者隐瞒或忍耐疼痛，阿片类药物不能得到充分地使用，难以缓解的疼痛严重降低了患者的生活质量。

对吗啡成瘾性的恐惧源于一个广泛存在的错误概念：认为生理依赖就等同于"成瘾性"。生理依赖和耐受性是阿片类止痛药物治疗中的正常生理反应，不同于"成瘾性"。

生理依赖

生理依赖是指药物连续使用一段时间后突然停药或注射拮抗剂时将出现戒断现象。

阿片类药物的生理依赖性一般在突然停药或者同时服用纳洛酮时才出现，典型症状有焦虑、易怒、寒战、热斑、关节痛、流泪、鼻溢、出汗、恶心、呕吐、腹部痉挛及腹泻。

这种戒断综合征被称为"阿片类药物的生理依赖性"，可在用药两周后出现，但它们并不意味着出现了精神依赖性或成瘾。

耐受性

随着反复用药，药物作用下降，作用时间也缩短，此时需要逐渐增加剂量或缩短给药时间才能维持其治疗效果，这就是药物的耐受性。

需要加大药物剂量维持止痛效果的患者中，部分是因为对药物有耐药性，而另一部分却与疾病进展或发生新病变有关。

阿片类止痛药的滥用及"过小剂量"或"按需要"给药使疼痛持续存在或反复出现，都会促使身体产生对阿片类止痛药物的耐药性。

生理依赖和耐受性是用阿片类药物的正常药理学现象，不应影响药物的继续使用。不能把它与精神依赖（成瘾性）相混淆，后者表现为滥用药物的行为。

精神依赖

精神依赖又称"心理依赖"，也即所谓的"成瘾"。这是一种反映心理异常的行为表现，患者不由自控和不择手段地渴望得到药物，目的是为了达到"欣快感"。

根据临床实践，阿片类药物在规范化使用的情况下，疼痛患者出现成瘾的现象极为罕见。

"成瘾性"几乎不发生在疼痛患者中，包括癌痛患者。口服药物尤其是目前临床上常用的缓释或控释吗啡制剂，由于药物进入血液的波动比较小，没有很高的峰药浓度，也不容易产生心理上的欣快感。

对于任何严重疼痛的患者，无论肿瘤临床分期及预期生存时间长短，只要止痛治疗需要，都可以使用最大耐受量的阿片类镇痛药以达到理想缓解疼痛的目的。

164. 出现药物不良反应怎么办

阿片类药物的不良反应与多种因素有关，如个体差异、年龄因素、肝肾功能、药物剂量、药物相互作用等，而与阿片类药物的种类和给药途径关系不大。除便秘是阿片类药物不可耐受的不良反应外，嗜睡、恶心、呕吐等其他不良反应会随着用药时间的延长而逐渐减轻。所以阿片类药物使用者需要同时服用通便药物。

减少不良反应发生的小技巧：

（1）按时给药，减少爆发痛。

（2）口服控／缓释片，减少血药浓度波动。

（3）从小剂量开始，若仍有疼痛，遵医嘱按原服用剂量逐渐加量，直至疼痛控制良好。

（4）想停药时，应逐渐减量停药。

（5）预先使用对症药物。如应用预防便秘的番泻叶每天 2 片、聚乙二醇每日 1~2 次等。

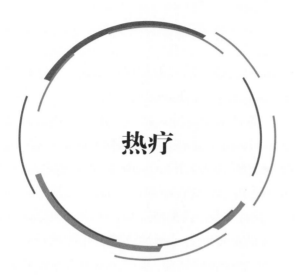

热疗

165. 什么是肿瘤热疗技术

肿瘤热疗技术是应用各种致热源提高肿瘤组织和/或全身的温度，利用热杀伤及其继发效应治疗恶性肿瘤的一种手段。有学者称为"温热治癌""高热治癌""透热治癌"等。就热疗本身来讲，它是一种纯物理性治疗。在对机体加温时，由于肿瘤的组织结构不健全，散热较正常组织慢，使肿瘤组织的温度较正常组织高出5℃~10℃，而恶性肿瘤细胞对高热敏感，结果是高热后肿瘤细胞被杀死或逐渐凋亡，而正常组织不受损伤。

热疗相对放疗、化疗来说，其独特优势在于它无明显的不良反应，同时，热疗还可以增强机体的免疫能力，增加放疗、化疗的疗效，配合手术及其他手段治疗癌症，可以减少肿瘤复发，提高肿瘤患者生存质量，延长生存期。

国内外几十年的随机研究证实，热疗联合放疗、化疗，可以将肿瘤的局部控制率提高1倍或1倍以上，并且多数研究表明热疗提高了肿瘤晚期患者的治愈率和生存期。

166. 热疗技术是如何抑制肿瘤生长的

肿瘤内的血管、血流与正常组织显著不同，肿瘤瘤体内血管丰富，但扭曲、扩张、杂乱，血流阻力大，容易形成血栓、闭塞。肿瘤的毛细血管壁由单层内皮细胞和缺乏弹性基膜的外膜构成，较脆弱，在高热、压力增高时容易破裂。血管内皮间隙大，部分由肿瘤细胞衬覆，细胞增生突向管腔引起阻塞。鉴于这些特点，肿瘤组织的血流量只有邻近正常组织血流量的 1%~15%，肿瘤越大，血流量越低。

在高热作用下，肿瘤周围的正常组织血管扩张，血流加快，有良好的血液循环，散热快，温度升高慢；肿瘤内血流缓慢，阻力大，散热困难，热量容易聚积，温度升高快，成为一个巨大的储热库，两者温差可达 5℃~10℃，肿瘤中心温度一般比肿瘤周边高 1℃~1.5℃以上。

肿瘤细胞对热耐受性低，一般癌细胞在 42℃时，两小时以上即可被杀灭，而正常细胞可以长时间耐受 42℃~43℃的高热。

研究表明，高热可以直接杀死肿瘤细胞。高热可以抑制脱氧核糖核酸、核糖核酸及蛋白质的合成，而抑制了蛋白质合成也就抑制了肿瘤细胞的增殖，促进了肿瘤细胞死亡；高热可以损害细胞膜的正常功能，使细胞膜的通透性发生改变，引起蛋白外溢，核染色质结构发生改变，导致癌细胞的死亡。因为肿瘤组织内部结构不健全，高热时抑制了肿瘤细胞的呼吸，无氧酵解增强使 pH 下降，又使溶酶体的活性加强，导致肿瘤细胞溶解死亡。由于所有这些均对细胞增殖的 S 期最敏感，与其他期比较可相差数十至数百倍。因而，联合对 S 期以外的细胞增殖周期影响效果明显的其他治疗手段如放射治疗和某些化疗药物，在临床上有着重要的治疗价值。

167. 放疗患者同时进行热疗可以提高抗肿瘤效果吗

可以。原因有三：①热疗和放疗在细胞增殖周期的作用位点不同，热疗主要对 S 期细胞起作用，放疗主要作用于 G1 和 G2/M 期细胞，在细胞时相上有互补作用；②热疗还可改善肿瘤乏氧状态，增加放疗敏感性；③热疗对低 pH 肿瘤细胞作用好，而放疗则相反，故在肿瘤细胞外环境方面，热疗与放疗也有互补作用。

168. 化疗患者同时进行热疗可以提高抗肿瘤效果吗

热疗与化疗联合应用，可以明显增强化疗的疗效，同时对某些化疗耐药的患者，在与热疗联合应用后也能获得较好的效果。

其作用机制：加温破坏了细胞的稳定性，使膜的通透性增加，有利于化学药物的渗透和吸收；加温不仅使药物的摄取和药物的反应速度加快，还可减少 DNA 损伤修复；热能改善肿瘤周边血液环境，并使肿瘤内部血管扩张，血流加速，增加肿瘤内部化疗药的浓度，增强化疗反应；热能促进抗癌药物与癌细胞 DNA 的结合；热能抑制多药耐药性 P− 糖蛋白的表达，减少和逆转肿瘤细胞耐药性的发生。热疗后肿瘤组织常呈低 pH 值状态，此时化疗效果更加明显。

169. 热疗对肿瘤血管生成的抑制作用有哪些

热疗能有效地激活机体免疫活性，并能诱导一些凋亡基因表达，而且能增加基因治疗的疗效。加热还能降低血管内皮细胞生长因子的表达，从而抑制肿瘤新生血管的形成，降低远处转移的概率。

170. 热疗是如何清除体内毒素的

人体皮肤为整个躯体提供保护，它既是一个吸收器官，也是一个排泄器官。在全身热疗时，人体排出大量汗液，平时不能开放的孔道会得到最大限度的开放，在排出大量汗液的同时会将体内及皮肤吸收的有毒物质排出，这使机体免遭有毒物质刺激而达到预防疾病的目的。

171. 热疗的适应证与禁忌证有哪些

适应证

表浅肿瘤：乳腺癌、皮肤癌、软组织肉瘤、恶性黑色素瘤、颈骨上淋巴结转移癌、头颈部淋巴结转移癌。

深部肿瘤：与放化疗联合治疗中、晚期肺癌及肺转移癌、肝癌及肝转移癌、骨癌及骨转移癌、胃癌、膀胱癌、卵巢癌、肠癌、盆腔转移癌、腹腔转移癌。

腔内肿瘤：宫颈癌、直肠癌、食管癌、前列腺癌。

此外，还有晚期肿瘤顽固性疼痛的止痛治疗；治疗癌性胸水、腹水；预防肿瘤术后复发、转移；妇科、外科、皮肤科等良性疾病，如乳腺炎、盆腔炎、附件炎、关节炎、前列腺炎及软组织急、慢性炎症等。

禁忌证

严重心肺功能不全及带心脏起搏器者；恶病质；高热；有出血倾向；加热部位有结核灶；体内有金属异物；孕妇、经期妇女禁下腹部热疗；颅内肿瘤、白血病不适用热疗；眼球、睾丸等部位不可热疗。

172. 热疗的不良反应及注意事项有哪些

治疗前尽量少喝水，尽可能地排尽尿液，对于残留在尿道口的尿液应用纸巾擦干，以免造成治疗过程中的不适感。

患者需穿纯棉衣物或者充分暴露治疗部位，除去身上携带的一切金属及具有磁性的物体，如手表、皮带、戒指、项链等。以免发生烫伤。

治疗过程中，尽量保持身体位置不变，以免影响治疗效果。

治疗过程中，治疗部位有热感是正常的，以治疗者感觉热感最舒服为佳，热感强则疗效相对较好，但是极容易烫伤，因此要温度适宜，不能强忍。

治疗过程中如出汗是正常现象，应暂停治疗，擦干身体汗液更换被褥后继续治疗。

个别患者会有 I° 或者浅 II° 烫伤：肥胖的患者（皮下脂肪厚度大于1.5厘米）可能发生皮下硬结。不需特别处理，1~2周后会自行愈合。

由于治疗过程中患者带电，故患者禁摸电极、仪器，其他人也不可直接接触患者暴露的皮肤，触摸处可能会发生烫伤。

173. 如何进行热疗

全身热疗

全身热疗是将身体各部都进行加热，使体温均匀升高而达到治疗温度的方法。加热方法有三种，即经体表加热法、体外循环法、生物法。体表加热可分为红外线辐射加热、微波加热等，而 20 世纪 80 年代所用的热水浴、热蜡浴、电热毯等因有诸多缺陷已经不再应用。目前因红外线辐射加热效果确切、不良反应小、易于监测、成本较低而在临床上应用较多。体外循环力加热是指用特殊的设备将体内部分血液泵出体外进行加热到预定温度，而后再灌入体内达到治疗温度的方法，但因设备和成本昂贵而不易普及。生物法是指用生物制剂使人体发热的方法，因温度时间不易控制，目前已不被应用。

区域性热疗

区域性热疗是比局部加热范围更大，对身体一部分区域加热的方法。加热方法有微波、射频、区域性热灌注等。由于区域性加热也可以使全身温度升高，目前也有学者用区域性加热进行全身热疗。区域性加热可使机体某一区域温度达到40℃~44℃，多与放疗、化疗合并应用以增加热疗效果，治疗范围包括除头颈部肿瘤外的躯干各种早、中、晚期恶性肿瘤。

局部热疗

局部热疗是加热范围局限于病变和周围小部分正常组织而全身温度无明显升高的加热方法。热源有微波、射频、超声波等，早期局部热疗应用微波较多。局部热疗适应于多种浅表肿瘤，如浅表淋巴结转移癌、皮肤癌、恶性黑色素瘤及其他在机体浅表部位的肿瘤。

174. 什么是腹腔热灌注化疗

腹腔热灌注化疗（HIPEC）是指通过将含化疗药物的灌注液加热到治疗温度后灌注到肿瘤患者的腹腔内并维持一定的时间，以预防和治疗腹膜癌及其引起的恶性腹水的一种治疗技术。

175. 腹腔热灌注化疗主要治疗哪些疾病

腹腔热灌注化疗主要在治疗胃癌、结直肠癌、卵巢癌、腹膜假黏液瘤、恶性腹膜间皮瘤、胰腺癌、胆管癌和肝癌等腹腔恶性肿瘤腹膜转移所致的腹膜癌及其并发的恶性腹水方面具有独特的疗效。

176. 腹腔热灌注化疗的三大理念是什么

精准控温：体外和体内双循环控温技术可实现测温精度 $\leqslant \pm 0.1℃$，控温精度 $\leqslant \pm 0.1℃$，流速控制精度 $\leqslant \pm 5\%$。

精准定位：四条灌注管分别经两侧腹壁戳孔、内交叉放置于腹腔内上腹部肝肾隐窝、脾门和两侧盆底，避免被膈肌、肠管压迫或包埋导致出水不通畅，使热灌注液体充盈整个腹腔，不留治疗盲区，发挥其最佳治疗效果。

精准清除：灌注液充满腹腔后持续循环、恒温灌注治疗，双重过滤系统可精准清除腹腔内大于 40 微米的游离癌细胞、亚临床病灶和微小癌结节，使其清除过滤后不再进入患者腹腔。

177. 腹腔热灌注化疗治疗模式有哪些

腹腔热灌注化疗在中、晚期腹腔恶性肿瘤的综合治疗中具有重要意义，是与手术、化疗、放疗、免疫治疗、靶向治疗同等重要的治疗手段，肿瘤治疗的 HIPEC 模式包括：

预防模式：适用于腹膜转移高风险患者根治性切除术后预防腹膜转移的治疗，肿瘤根治术后经 HIPEC 积极处理，清除游离癌细胞和微小癌结节，预防腹膜癌的形成，提高肿瘤治愈率和无瘤生存期。

治疗模式：肿瘤细胞减灭术（CRS）术后残余瘤直径小于 0.25 厘米的满意减瘤腹膜癌患者，肿瘤细胞减灭术手术联合 HIPEC，部分患者有可能达到临床治愈。肿瘤细胞减灭术应在保证手术安全的前提下，尽可能清除腹腔内肉眼可见的肿瘤病灶，最大限度地降低肿瘤负荷。肿瘤细胞减灭术联合腹腔热灌注化疗有可能使细胞减灭程度满意的患者达到临床治愈，也可提高非满意减瘤患者的生存期和生活质量。研究表明，与单纯 CRS 相比，CRS 联合 HIPEC 能够在不增加并发症和死亡率的情况下，提高胃癌腹膜肿瘤患者的总生存时间和无复发生存时间，尤其是腹膜转移较局限、减瘤满意的患者。

转化模式：HIPEC 对于首诊时已经合并大量腹水或者腹腔广泛转移的患者，可先行 HIPEC 治疗，清除或缩小腹膜癌结节，改变癌细胞的生物学特性，抑制恶性腹水的生成，待患者病情明显好转、腹水减少或消失，联合全身治疗使腹膜癌及原发病灶缩小的情况下，有可能转化为第二种治疗模式 CRS+HIPEC，达到成功转化治疗的目的，以改善患者生存质量、提高其长期生存率。

综合模式：主要是对于既往全身化疗后病情进展、出现腹水的患者，HIPEC 可能提供另一种治疗途径和手段；对于腹水或者腹腔广泛转移的患者，HIPEC 治疗后病情控制、腹水减少或消失，故以系统化疗为主的综合治疗同样非常重要。消化道肿瘤多属高度异质性肿瘤，具有多种潜能的生物学特性，根据肿瘤学理论，消化道肿瘤的腹膜转移系远处转移范畴，其实质是全身性疾病，必须强调全身性治疗与腹腔内局部治疗相结合的措施。因此，以系统化疗为主的综合治疗也是不可忽视的重要手段。

178. 腹腔热灌注常用化疗药物有哪些

（1）胃癌：紫杉醇、多西他赛、奥沙利铂、顺铂、5- 氟尿嘧啶和表柔比星等。

（2）结直肠癌：丝裂霉素、奥沙利铂、5- 氟尿嘧啶和伊立替康等。

（3）妇科肿瘤：顺铂、紫杉醇、多西他赛、奥沙利铂、卡铂、吉西他滨、伊立替康和培美曲塞等。

（4）腹膜假黏液瘤：奥沙利铂、卡铂、顺铂、丝裂霉素和表柔比星等。

（5）肝、胆、胰腺癌：紫杉醇、多西他赛、奥沙利铂、卡铂、顺铂、5- 氟尿嘧啶、丝裂霉素、表柔比星和吉西他滨等。

（6）腹膜间皮瘤：顺铂、培美曲塞等。

临床医生也可以根据化疗药物的特性、适应证和肿瘤的化疗敏感性使用其他药物进行 HIPEC。

179. 选择腹腔热灌注化疗用药的原则是什么

根据原发肿瘤的静脉化疗常用药物、既往敏感药物或药敏试验结果选择化疗药物，也可根据患者既往病史、疾病种类和药物特性，选择肿瘤组织穿透性高、分子量大、腹膜吸收率低、与热效应有协同作用、腹膜刺激性小、对肿瘤有效的药物。

180. 腹腔热灌注化疗的适应证和禁忌证有哪些

适应证：用于预防腹、盆腔恶性肿瘤术后腹腔游离癌细胞腹膜种植转移引起的腹膜癌，治疗各种恶性肿瘤腹膜转移引起的腹膜癌及其并发的恶性腹水。

禁忌证：①各种原因所致腹腔内广泛粘连。②吻合口存在水肿、缺血、张力等愈合不良因素。③完全肠梗阻。④明显肝肾功能不全。⑤合并骨髓抑制，外周血白细胞、血小板低下。⑥严重心血管系统病变。⑦感染性疾病，尤其是严重腹腔感染。⑧出血倾向或者凝血功能障碍。⑨生命体征不稳定。⑩恶病质。

181. 腹腔热灌注化疗的不良反应有哪些，怎样处理

常见的不良反应有多汗、心率增快、发热和消化道反应。

腹腔热灌注化疗时出现大汗淋漓、心率加快（甚至大于每分钟 120 次）等症状，如为血容量不足，则加强补液。出现呼吸抑制或血氧饱和度降低等，应注意麻醉药物和灌注液用量，必要时停止治疗。

腹腔热灌注治疗期间可能出现发热，治疗时患者体温会有上升，但一般 ≤ 38.5℃，无须特殊处理；若治疗结束后患者体温大于 38.5℃，则要排除是否合并感染。

腹腔热灌注治疗过程中出现胃肠道反应可通过抑酸、护胃、止吐、解痉等手段进行缓解。

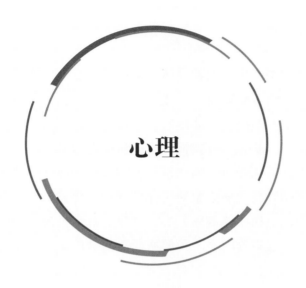

心理

182. 什么是健康

健康是一种状态，当人们在身体、精神及社交活动中多方面都处于良好状态的时候，心情也会愉悦。一般来说，健康包括两个方面的内容：首先是主要的脏器没有疾病，身体形态发育良好，体形匀称，人体各个系统的功能都处于良好的状态，有较强的身体活动能力和劳动能力，这也是健康最基本的要求；其次是对疾病的抵抗能力较强，能够适应环境的变化，能抵抗各种生理刺激及致病因素对身体的作用，保持健康。现如今，健康的内容更加广泛，包括躯体健康、心理健康、社会健康、智力健康、道德健康，甚至是环境健康等内容。我们所面对的健康主要包括身体健康及心理健康。

183. 什么是心理健康

心理健康是指心理的各个方面及活动过程处于一种良好或正常的状态。心理健康的理想状态能够保持性格完好、智力正常、认知正确、情感得当、意志合理等，也包括态度积极、行为恰当等适应良好的状态。

心理健康常常会受到遗传和环境的双重影响，比较突出的是幼年时期原生家庭的教养方式，对心理健康的发展影响甚大。心理健康突出在社交、生产、生活上能与其他人保持较好的沟通或配合，能良好地处理、应对生活中发生的多种突发情况。

184. 肿瘤心理学是一门什么样的学科

恶性肿瘤，也就是大家熟知的癌症，是危害人类健康最严重的疾病之一，目前癌症已逐渐成为慢性疾病，且患者基数越来越大，在生物－心理－社会医学模式的发展下，为了强化心身兼备的整体医学观念，关注治疗和预防肿瘤伴发的相关心理问题、心理障碍及心理疾病已逐渐成为肿瘤治疗过程中不可忽略的一部分。现如今肿瘤患者的心理问题逐渐成为肿瘤诊治过程中的关键部分，所以，学术界出现了一门逐步形成并日渐成熟的学科——肿瘤心理学。

肿瘤患者常常将因疾病继发的心理异常（其实就是异常的心理原因、机理和心理结构等问题）反映在日常的生活中。我们常提到的心理异常，大多是大脑的结构或机能失调，或者是人对客观现实反映的紊乱和歪曲，这种现象不仅反映了个人自我概念及能力的异常，也反映了社会人际关系和个人生活上的适应障碍，是肿瘤患者长期面对和经受的一种磨难。

185. 心理因素对身体有何影响

巴甫洛夫指出："一切顽固的、沉重的忧悒和焦虑，定会给各种疾病大开方便之门。"其实就指出在长时间不良心理因素的影响下，我们人体更容易遭受疾病的入侵。

在日常生活中，人的精神、心理状态会对我们的身体产生一定的影响。

在情绪激动、紧张的时候心跳加速、心悸，害羞的时候会因为面部血管的扩张表现出脸红的样子，这些就是心血管系统活动变化很常见的现象。当然，也有人们在情绪激动的时候往往会出现心绞痛，这大多是由于紧张、激烈的情绪使我们的神经系统处于高度兴奋的状态，会引起血管的收缩，这个时候如果检测血压，会发现血压也升高而且波动大，增加了心肌耗氧量，从而引发心绞痛，这种时候就需要重视起来，因为严重的甚至可以诱发急性心肌梗死，给人们带来致命的打击。

还有部分人在高兴的时候食欲会变得很好，吃嘛嘛香，但情绪低落时又会食欲明显减退，长时间可能会出现消瘦，这其实是迷走神经对消化道功能的调节所表现出来的。也有很多人在情绪紧张时消化道功能明显亢进，比如考试前、比赛前等焦虑的情绪使结肠功能亢进，肠道持续收缩，蠕动频繁，肠腔变窄，溶菌酶分泌增加，排便次数增加，而且多为稀便，同时可能出现肠道内黏膜斑点状出血，甚至糜烂、溃疡，当然，这需要做胃肠镜来诊断、治疗。有科学家做实验表明，精神因素的刺激对溃疡的形成具有重要作用。当一个人受强烈而持久的紧张刺激时，就会产生一系列情绪变化，如愤怒、恐惧、焦虑等。这些情绪上的变化直接影响大脑皮层中枢对皮层下中枢的控制，并通过神经调节机制扰乱消化系统的生理功能，表现为胃肠道黏膜充血水肿，蠕动增强，分泌很多消化酶，形成溃疡。

此外，心理太过紧张会导致神经系统功能失调，引起各种神经官能症，如常见的失眠、神经衰弱、癔症等，严重者还可以引起精神障碍及行为上的失常。

不好的心理因素还会对我们的内分泌系统造成一定的影响。长期过度紧张、焦虑等，精神负担比较重的人，常常有"甲状腺功能亢进"的问题。

这其中不得不提心理异常对癌症的影响。在肿瘤诊治的过程中，除了常规检查及药物应用，更应关注患者的心理问题。当然，目前还没有足够证据证明心理治疗能延长患者寿命，但我们在日常生活中常常可以听到一些鼓励人心的实例，比如某某罹患癌症后，常常去旅游，积极、阳光地面对生活，改变为良好的生活习惯，最终能增强抗癌的信心和斗志，改善生活质量。这就告诉我们心理治疗是治疗肿瘤患者心理障碍的基本措施之一，在肿瘤治疗和康复过程中起着重要作用。

186. 心理因素可以导致癌症吗

答案是肯定的。虽然没有明确的数据研究证实，但是在生活中我们都深有体会，精神心理因素虽不能直接致癌，但它却以一种慢性、持续性的刺激来影响和降低人体的免疫力，这必然会增加癌症的发生率。

现如今，癌症已经成为一种常见病和多发病，甚至是慢性病，使得人们对癌症的发生产生了强烈的恐惧心理，即恐癌心理。大众都能理解，这是一种普遍存在的现象，谈癌色变，对于癌症的惧怕、担心及怀疑自己罹患癌症的心理，这通常是由于受自己身边的亲人或同事、邻居等罹患癌症的事实所刺激而造成的。媒体的发达，使得各种信息充斥着我们的头脑，如苏丹红、毒奶粉、地沟油、PM2.5、毒胶囊等事件的报道，日积月累，给人们造成好像生活在处处是致癌物质的世界中，每天都受到癌症的威胁，从而产生一种不健康的心理状态。

随着医学的发展，在研究癌症的病因时，逐渐趋于全面。不仅强调有形的因素，如紫外线、放射因素等物理性的致癌因素，亚硝胺、焦油、砷及其化合物等化学性的致癌物质，以及病毒、霉菌、寄生虫等生物性的致癌因素，还强调无形的因素，也就是心理、性格等对癌症的重要影响。

日常生活中，人们常见的性格弊端有一些表现可寻，性格内向的人，常见的负面因素包括表面上逆来顺受、毫无怨言，内心却怨气冲天、无法释怀，常常使自己很痛苦，爱钻牛角尖；情绪抑郁，好生闷气，但不爱释放情绪，但常常感到焦虑、不安，总是处于紧张状态；表面上处处牺牲自己来成全别人，但内心却不是心甘情愿的，导致自己的心理包袱比较重；遇到困难，首先考虑的是退缩，而不是努力解决问题、逃避现实，企图以虚假的和谐来换取心理安慰等。

在癌症的发生、发展过程中，此类负面的心理因素起到非常重要的作用。医学家认为，负性生活事件（也就是不良的心理因素），是诱发癌症的一个重要因素。

187. 肿瘤患者常见的心理问题有哪些

在肿瘤诊断的初期，患者常常表现的负面情绪有以下几种。①焦虑：是最主要的精神症状，是患者难于应付自己身处的不良处境而产生的复杂情绪的反应，常伴有明显的自主神经系统功能紊乱，表现为紧张或难以忍受的不适感，惶惶不可终日，忧心忡忡，出现以失眠为主的睡眠紊乱，甚至有人表述预感死亡将致，具有强烈的不安全感。②抑郁：是一种常见的精神症状，是大脑皮层下中枢神经系统功能异常的表现。轻者安静、气馁、反应迟钝、情绪低落，甚至表现出木讷的样子，对周围环境缺乏兴趣，重者表现为持续的紧张不安、食欲减退、注意力和记忆力减退、失眠（早醒为主），甚至精神崩溃、自杀。③恐惧：患者对罹患肿瘤感到耻辱，对病痛的折磨和治疗所带来的副反应感到愤怒，由此而失去职业、社会地位、经济来源甚至是生命等，经常表现出惶恐、愤怒的状态。

大部分的患者持有怀疑、否认的态度，具体的表现有以下几项，患者本人或者家属可以针对这些表现进行自查或检查。表情方面：面容绷紧、整日愁眉苦脸。部分患者这种表现可以持续整个治疗过程。行为方面：言语忧郁、坐立不安、常常呈现握拳状态，日常生活变得警惕小心、容易哭泣，比较极端的表现为出现挑衅的行为、冲动易怒，有部分吸烟的人始终无法戒烟，甚至烟瘾大发。精神方面：常常表现为注意力不集中、记忆力下降，对日常生活中有兴趣的事物减退，出现失眠、噩梦、易醒或嗜睡等情况。神经系统方面：表现为头痛，既往有偏头痛的人发病频繁，常常觉得自己肢体麻木，手心潮湿、多汗。心血管系统方面：表现为心悸（常见于情绪激动的时候）、心跳加快、血压升高等，不自觉伴有胸口疼痛。呼吸方面：常出现过度呼吸、喘息，甚至窒息的感觉。消化系统方面：表现最为常见，如厌食、腹泻、烧心、打嗝等，并逐渐出现面色蜡黄、无精打采、体重减轻的情况。生殖、泌尿系统方面：出现性欲减退、阳痿、性冷淡、尿频、尿急，女性常常出现痛经、月经紊乱，有时也表现为因为不同肿瘤类型口服药物影响月经周期。

在治疗过程中，如出现好转、康复的情况，常表现出依赖状态，部分人可能因为关注治疗效果而过度紧张、焦虑。对不同治疗措施可产生不同的身心反应，渴望得到关怀，以及社会对其角色的认可。

有的人对治疗缺乏信心，如回避手术或寻求其他解决方法，担心疾病不能治愈。主要表现为常常自己在网络搜索相关知识与信息，反复与主管医师、亲近的陪侍人确认治疗方案及可能出现的效果，有的时候常常听信谣言，出现病急乱投医的现象，尤其是治疗过程中出现进展或者需要更换治疗方案的时候，面对医护人员，出现质疑、信任度降低的心理，部分人采取试验心理，殊不知是拿自己的身体做不明的冒险，不利于疾病的治疗。

188. 肿瘤患者如何自我调节负面情绪

肿瘤患者首先要做的是调整心态，活在当下。多数研究表明，乐观的应对方式是最好的，努力让自己的内心平静下来，活在当下，不要总去后悔昨天，或总去预期明天，只有将今天活好才是最真实、最重要的。作为肿瘤患者，需要通过接受科学的知识促使自己完成角色的转变，将否认、焦虑的心理阶段安稳度过。在治疗开始，尽快适应患者角色，能够更利于治疗过程的进行；在长期的治疗过程中，尤其是病情好转的时候，要逐步淡化自己作为肿瘤患者的角色，有利于更好地融入家庭及社会生活，恢复社会角色。其实，适应自己作为患者的角色，代表着对疾病有正确和科学的认识，这样所承受的压力或者自认为有别于他人的特点就会明显减弱，有利于患者从痛苦中解脱出来。

其次，在日常生活中要改变不良习惯，培养健康良好的新习惯。在肿瘤的发生、发病过程中和许多不良生活习惯有关，改变这些不良生活习惯，对肿瘤患者的康复具有重要的作用。例如，吸烟与恶性肿瘤有一定的关系，不仅使患病的危险性增加，还可以加重病情，所以要鼓励肿瘤患者戒烟。增强自我防护意识。应当尽量避免情志刺激、注意天气变化、预防感冒及呼吸道感染的发生、适当运动、防止过度劳累、饮食易消化且以温为宜的食物，以免过冷或者过热影响胃肠道消化。改善营养、适度运动、也可采用中药、针灸、按摩、冥想、瑜伽、家庭治疗、音乐治疗等，如钓鱼、下棋、跳舞等，既锻炼了身体，又愉悦了心情，对防治癌症有益。

要对科学有信心。要相信癌症现在已不是不治之症，现代医学技术完全能控制好自己的疾病。这样心情状况及生活态度也会随之变得积极起来，身体的免疫力也会随之增强。在日常的生活中要时不时地暗示自己，"凡事都会有解决的办法""努力保持正常的生活作息""期待事情会好起来""梦想经历享受美好的生活"等。举例说明，正常大家都应该不近视，但是好多人因为看书或者长时间观看电子产品，抑或是在看书或电视的时候不正确的姿势和习惯才导致近视眼，需要佩戴眼镜，导致现在路上很多人都佩戴近视眼镜也并不觉得奇怪或者另类，我们就把带着肿瘤的日子也看作是正常的日子一样，相信通过科学的方法，可以摘掉"肿瘤"这顶帽子，就如同佩戴隐形眼镜或者做激光手术一样的简单，不足挂齿。

获取科学知识。这些知识包括肿瘤诊疗常识、普及防癌知识及如何面对肿瘤等。逐渐了解关于自我疾病的医学基本知识，特别是要了解药物的不良反应，学会自我观察病情，以便对可能出现的病情做出自我的判断，这样可以及时诊治。

学会适当的发泄。得知患癌后，肯定是失落的、恐惧的，这个时候要多与人聊天、沟通。亲朋好友对肿瘤的态度，也会影响患者本人的情绪。自我感知的社会的不公平对待，周围人对于肿瘤的误解，以及自身对肿瘤的恐惧，好心人的"过分关心"，以及多余的社会支持，都会使患者产生一种被歧视的感觉，影响患者的社会功能及心理健康。所以才提倡在肿瘤患者发泄的时候，家人要给予足够的理解和包容。当然，肿瘤患者倾诉的对象也可以是病友，交流经验，在推心置腹、开诚布公的谈心中减轻思想负担，释放郁闷，消除顾虑。

189. 什么是肿瘤患者的行为疗法

行为疗法又被称为"行为纠正"，主要是通过行为和训练建立新的正当的行为，以纠正和代替旧的、异常的行为。对于肿瘤患来说，就是形成有利于肿瘤患者康复的新习惯。其主要有以下方面：

放松疗法

放松疗法主要是对肿瘤患者利用渐进的身心放松法、艺术与人文治疗法、适度体能训练等方式，解除肿瘤患者心理上的压力，缓和精神紧张，克服情绪上的波动，从而促进患者的康复。

科学表明，艺术与人文的研究方法可以极大地促进对疾病、残疾、痛苦、关照等问题的理解，同时也就说明，将艺术与人文的关怀投放于肿瘤患者的治疗过程中，能够起到积极引导、改善心理氛围的目的。

对于有条件的患者，可以组织病情缓解、稳定的患者群体，到海边、山区或其他安静的风景区短期休假和疗养，如果经济或者病情不允许，那也可以在病房和病友们一起参与科室举办的医患沟通会议，可以去医院的固定设施、小区的活动区域或社区活动中心，多与人沟通，和正常人无异，谈天说地，或者倾听，在故事中，暂时忘记自己的病痛，看看人间百态，品品事端常理。世事总不尽如人意，他人也有他人的苦与难，同理心、共情能力会使我们更容易接受生活中的苦难与坎坷，更懂得目前拥有的，珍惜身边亲朋好友的陪伴与付出。

音乐治疗对稳定情绪，防止紧张、消除疼痛有良好效果，可以作为很好的情绪推进器，给大家提供情绪上的支持。美国癌症中心 Dawn Miller 教授表示，音乐治疗可以是肿瘤治疗全程中都使用的一种方式，而且比较简单，不会对时间有太高的要求，在接受手术治疗前，或者放疗后期疾病转换为慢性病治疗时，都可以进行音乐治疗，只要我们有需要，随时都是合适的时机。当患者有痛苦表现时，音乐治疗会介入。应该提醒的是，在接受化疗或疾病出现好转的时候，人们精力充沛，能更快进入音乐治疗状态。比如，很多患者会在放疗、化疗的同时担心癌症什么时候复发，在这个时候需要一些缓解情绪的方法和技巧，帮助患者减轻心理负担。这个时候也是音乐治疗介入的合适时机。

在音乐的选择方面，我们可以根据自己的喜好、心情，以及音乐教育的背景、欣赏的不同阶段选择合适的音乐，可以让患者感觉到治疗的过程中不仅仅是幸存下来，更是要活出有质量的日子，拥有更镇定、自主的心态，可以得到释放，用音乐配合呼吸，让音乐引导想象。

音乐疗法的方式可以是演奏乐器，对于有一定演奏乐器基础的人来说，坚持演奏乐器，或者以歌唱的形式来欣赏音乐，可以释放情绪。

当然，音乐的选择也是十分重要的，虽然疾病不可控，但音乐是我们可以选择的，音乐是可控的，不同的音乐代表不同的音乐阶段。

在准备阶段，很多人都感到艰难，很多人在选择音乐时，会选择一些小时候或者年轻时喜欢的音乐，它可以在我们表达感同身受的同时，令人身临其境，回忆起年幼的无忧无虑。比如，当有人感觉到紧张、恐惧时，往往会用急促、紧张的音乐同步播放，然后逐步将音乐放缓，在不自觉中让音乐带着自己的情绪慢慢舒展、放松下来，从而达到治疗目的。在肿瘤治疗的整个过程中，充满希望和可以给他们支持力量的歌曲是音乐治疗中优先选择的部分，通常会用上一些现场演奏的小型乐器，如小提琴协奏曲，让人对于希望有更直接的感受。

一些有名的演奏家正通过艺术与人文结合的模式以深入到医疗事业中，通过音乐表达的方式安全地表现个人情绪。从循证医学的角度来看，音乐治疗能够非常有效地缓解焦虑，可以对情绪产生正面、积极的影响，同时对减轻疼痛感及生活质量产生有益影响。

专业治疗

专业治疗包含了心理医生、肿瘤专科医生和护士、肿瘤患者集体成员等在内的有组织的活动。

癌症俱乐部是一种比较典型的集中式专业疗法的形式。通过讲座、游戏、交流等方式传递积极信息，达到互相作用、互相影响，使患者明白什么是对，什么是错，从而治疗和矫正自己的心理障碍与不良行为。在这种特殊集体的帮助、鼓励下，心理治疗效果好，见效快。这种方法为大家提供了互相帮助的场所和交流信息的机会，有利于塑造良好的行为，促进相同命运的人相互之间的理解、支持与互助。对癌症的恐慌心理逐渐减轻，情绪好转，渐渐鼓起生活的信心和勇气。

有研究表明，心理因素和社会因素与肿瘤的发生、发展有一定关系，不良生活事件、负性情绪、不良行为及某些个性特征都是肿瘤发生发展的"催化剂"，也就是说我们通过保持乐观的心态、开朗的性情、开心的状态可以间接地促进治疗效果，提高生活质量。

心理咨询和心理治疗利用心理学的技术达到答疑解惑的目的，其中家庭干预和社会回归，一定程度上减轻了人们的心理压力，树立了生活的信心，延长了生存时间，这和世界卫生组织所倡导的"生物－心理－社会"医学模式是一致的。

当然，如果心理问题进展并严重到影响肿瘤的治疗过程，甚至是威胁到我们的生活，那我们一定要寻求正规的治疗方式，也就是采用系统的方法，有针对性地提供心理治疗，必要时需要药物的介入，如我们平常所听到的具有抗抑郁、镇静作用的药物等。

情志护理主要是通过护理人员的语言、表情、姿势、态度、行为及气质等来影响和改善患者的情绪，解除其顾虑和烦恼。

这些理论在我们古代医学中有所提及，比如《医学正传》指出："喜、怒、忧、思、悲、恐、惊，谓之'七情'，七情通于五脏：喜通心，怒通肝，悲通肺，忧思通脾，恐通肾，惊通心肝。故七情太过则伤五脏。"再者像《素问·宣明五气篇》中提道："精气并于心则喜，并于肺则悲，并于肝则怒，并于脾则思，并于肾则恐，是谓'五并'，虚而相并者也。"《灵枢·本神》中说："肝气虚则恐，实则怒""心气虚则悲，实则笑不休。"给予这些理论及经验，在确诊患病后，患者的情志会有所改变，而情志的变动反馈给身体，导致脏腑功能紊乱。

诊治过程中，护理人员可以先从患者的行为表现来进行心理评估，并针对心理评估在临床护理、观察与交谈中注意收集患者现有的或潜在的情志因素。热情诚恳、全面照顾；因人而异，做到有的放矢。

心理学理论中提到人类的语言是一种非常实际而又十分广泛的信号。《黄帝内经》中的语言开导法，包括解释、鼓励、安慰、保证等内容。《灵枢·师传》云："人之情，莫不恶死而乐生，告之以其败，语之以其善，导之以其所便，开之以其所待，虽有无道之人，恶有不听者乎。"通过开导解除患者的不良情绪，从而使患者心境坦然，精神愉快，心情舒畅，气血调和。从而增强其战胜疾病的意志和信心，减轻并消除引起患者痛苦的各种不良的情绪和行为，以及由此产生的种种躯体症状，使患者能在最佳心理状态下接受治疗和护理。

中医药应用研究表明，中医药应用及其护理可以明显改善肿瘤患者的失眠问题。像耳穴埋豆、杵针结合五音疗法、磁珠耳穴疗法结合中医情志护理等均可改善肿瘤患者焦虑、失眠等问题。

190. 心理因素与疼痛有什么关系

疼痛构成一个重要的躯体和心理上的应激源，70%的晚期肿瘤以疼痛为主要症状，癌性疼痛是疼痛部位需要修复或调节的信息传到神经中枢后引起的感觉，是造成癌症晚期患者主要痛苦的原因之一。在疼痛患者中，因各种原因 50%~80% 的疼痛未能得到有效控制。

癌性疼痛的原因可分三类：肿瘤直接引起的疼痛，约占 88%；癌症治疗引起的疼痛，约占 11%；肿瘤间接引起的疼痛，约占 1%。临床上也有少数肿瘤患者可出现与肿瘤无关的疼痛，例如肺癌患者因同时患有椎间盘突出症而引起的腰腿痛，所以，癌症患者疼痛的原因必须明确诊断。

很多肿瘤患者在晚期表现出全身性的疼痛，其影响因素包括躯体的、心理的、社会的和精神的因素。在数周或数月疼痛之后，特别是伴有失眠时，很多癌症患者被疼痛制服，疼痛笼罩着他们整个精神视野，这样的患者经常感到很难精确地描绘出疼痛的部位或性质。

癌性疼痛一般以药物治疗为主，手术治疗往往需要结合患者的总体身体状况及生存期考虑。明确患者的疼痛原因并给予治疗后，必须对镇痛效果及疼痛缓解程度予以评价，以便制订今后的治疗方案及用药剂量。

191. 如何加强肿瘤患者家属的人文关怀

恶性肿瘤是危害人类健康的常见病、多发病。恶性肿瘤的护理涉及个人、家庭、社会等诸多方面。在此过程中，患者家属承担着照顾患者、付出金钱、兼顾工作等诸多任务，常常比患者承担着更大的压力。得知亲人患癌症的消息，对家属是一个不良的心理刺激，由于家属与患者陪伴的时间多，感情深，其身心负担沉重，同时因为患者的不适与不好的情绪会对家属的身心健康造成不良影响，使家属常常出现抑郁、焦虑、躯体症状及失眠等问题。家属的焦虑、抑郁心理在与患者的接触中很容易影响患者，同时也影响其社会支持力度，最终导致患者心理负担加重。因此，我们应该重视对癌症家属的身心护理，找出其焦虑的相关因素，给予针对性的护理，以减轻家属的焦虑、抑郁心理。

首先，应给予患者配偶更多的关怀，尤其是男性患者的妻子。因女性相对于男性而言，情感较脆弱，加之繁重的家庭负担等使焦虑和抑郁心理比男性更重。因此，我们应给予女性家属更多的关心、宽容和理解，耐心做好解释，并给予心理安慰和心理疏导。

其次，与家属保持连续性沟通，与患者家属建立信任的医患关系是有效沟通的前提。在此过程中，医护齐心协力提供给家属病情信息，与家属保持连续性沟通，帮助家属面对患者可能即将到来的死亡，评估此时家属对患者的死亡存在的顾虑和担忧，对家属提出的具体问题，要避免粗略的回答或应付了事的态度。合适的医患沟通，例如，我们能够理解您的心情，但是，对于他（或她）来说，这可能是一种解脱，并对家属进行辩证唯物主义死亡观的教育，任何生命都是有尽头的，死亡不可避免，这是不可抗拒的自然规律，同时向家属表示医护人员将尽力让患者舒适地离开。

肿瘤患者家属进行正常的家庭生活、社交活动，可以调节肿瘤患者的精神状态，帮助患者克服肿瘤本身及其治疗所造成的精神创伤，减少患者的孤僻感，提高患者的生活质量。

在此，我们不得不提安宁疗护，即为疾病终末期或老年患者在临终前提供身体、心理、精神等方面的照料和人文关怀等服务，控制痛苦和不适症状，提高生命质量，帮助患者舒适、安详、有尊严地离世。主要做法是：首先，临床医生诊断，患者已处于临终期，现有医疗水平不可能使其痊愈；其次，护士与家属沟通，是否接受"安宁疗护"，即不进行插管、心肺复苏等创伤性抢救措施，而主要针对不适症状进行处理，如针对患者的水肿、疼痛、尿失禁等症状进行疗护；随后，心理护理跟进，帮助患者平静地面对死亡，完成心愿。希望癌症患者们都能用积极、乐观的心态去抗击癌症。

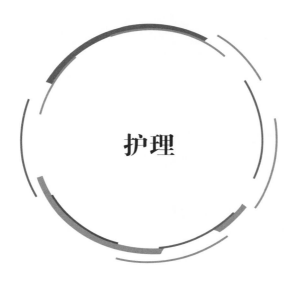

护理

192. 腹水患者如何做好家庭护理

心理调适

中医常说"怒伤肝，忧思伤脾"，不良的情绪会影响肝、脾正常生理功能，对肿瘤合并腹水也会产生严重影响，而良好的心理环境则有利于腹水的恢复。所以既往有肝病的患者都应保持乐观心态，树立战胜疾病的信心，使心情愉快，以利于疾病好转。由于疾病的难治性、消耗性、长病程，患者常出现忧伤、消极、恐惧等悲观情绪。家人的关心与支持对患者而言是任何药物都无法替代的慰藉。

活动与休息

轻度腹水患者建议动静结合，适当做些运动，如散步、晒太阳、打太极拳等。但也不能突然过量运动，应逐步增加运动量，以不疲劳为度。

中、重度腹水患者建议卧床休息，可以增加肝血流量，降低肝代谢负荷，另一方面可以使肾血流量增加，改善肾灌注，以利于腹水消退。

伴有下肢水肿等体征时应减少活动，卧床休息，调整卧位，可用软枕或靠垫支撑腹部，垫高下肢，避免水肿部位长时间受压。同时定期协助翻身或按摩，避免压疮及血栓形成。

如有心悸、呼吸困难等症状，家属应协助患者取半卧位，有条件者可给予家庭辅助氧疗。

病情观察

测量腹围　准备好软尺、纸、笔等物品；保持室内明亮。晨起排空尿液，取平卧位，缓慢呼吸，将衣服拉起，注意保暖。自己或请家属协助测量腹围。将软尺沿脐部绕一周，松紧适宜，记录呼气末的腹围数值并记录，观察与上次数值相差值。

监测体重　每日使用同一台体重秤，空腹排尿后穿少量衣物、赤足站于体重秤上，待称上数值稳定后记录。若体重增加过快，应及时就医。居家期间服用利尿剂患者以每天体重减轻不超过 0.5kg 为宜。

准确记录出入量　记录每日饮水量、尿量，以有助于判断腹水增长的速度。

饮食指导

控盐控水：腹水患者，尤其是低蛋白血症的患者，应该严格控制钠盐和水分的摄入量，食盐每日摄入不超过 2g，每日入水量 1~1.5 升。

适当补充优质蛋白质、糖类及多种维生素等，这些物质既可以提供营养，又可以改善肝脏解毒功能。其中，蛋白质是免疫物质的"原料"、人体重要的物质基础，它有利于促使受损的肝细胞修复、生长、更新，缩短病程，加快病情的恢复。因此可以适当吃一些蛋类、豆浆、牛奶、瘦肉、鱼汤等，但要控制一定的量。

少吃豆类、薯类等容易产气的食物，避免加重腹胀感；忌辛辣食物，以免引起腹部不适。

肝硬化腹水患者饮食要低盐、清淡、易消化、富有营养。应每天保证 2000kcal 以上的热量，以补充碳水化合物为主。适量补充脂肪，补充含锌、镁丰富的食物，如猪瘦肉、牛肉、鱼类、绿叶蔬菜、乳制品等。食物要新鲜可口，柔软易消化，无刺激性。

193. 腹腔引流管如何护理

应妥善固定，避免管路折曲或脱出。固定引流管的贴膜应每周更换1~2 次，每天检查固定置管的贴膜有无卷边、松脱，穿刺点有无渗血、渗液等，如有异常，应及时到医院换药。

每日分次引流腹水，每次引流量应小于300毫升，引流后及时使用腹带，避免腹压降低引起不适。

病情不同，引流出的腹水可能表现出不同的颜色和性状，如淡黄色、血性、透明或浑浊等，记录每日腹水的量、颜色及性状。

出现以下情况应及时就诊：腹水量、颜色及性状发生变化；水肿明显加重、体重持续增加；因腹水增加导致呼吸困难等。

194. 携带 PTCD 管的患者居家时，应如何保证有效引流

患者及家属应注意观察引流管固定是否牢固，避免管路扭曲、打折或脱出，有异常需及时处理。

引流袋内液体应及时倾倒，可减少引流袋对引流管的重力牵拉。

睡前固定引流袋时注意预留足够的管路长度，避免翻身导致引流管脱出。

避免剧烈咳嗽及右臂高举等动作，以防膈肌大幅运动使引流管移位造成内脱管。

引流袋应始终低于穿刺口30厘米，避免反流。

患者应经常变换体位，由近段向远端挤压管路，可促进引流通畅。

195. 携带 PTCD 管的患者居家时，应注意观察些什么

每天观察和记录引流液的量颜色及性状。正常胆汁的颜色为清亮、金黄或深黄色；若变为墨绿色或浑浊脓性则提示感染；若变为暗红或鲜红色则提示胆道内有出血，应及时告知医护人员。

单纯外引流者 24 小时引流量一般大于 400 毫升；超过 1000 毫升应告知医师，注意水、电解质的摄入；24 小时引流小于 100 毫升应查找原因，可能为导管脱落或堵塞。内、外引流者，因胆汁可向肠道排出，引流袋内胆汁量可减少，大便为黄色至深褐色。

196. PTCD 管皮肤出口处应该如何护理

患者应尽量穿宽松、舒适的内衣，剪短指甲，避免搔抓。

保持皮肤清洁，以温水擦浴或淋浴为宜，避免过度搓揉皮肤，避免水温过高及使用碱性肥皂；洗澡次数不宜过勤，禁盆浴，淋浴时可用保鲜膜包裹敷料和引流管。

皮肤干燥的患者，可涂抹含有少量油脂的润肤乳；瘙痒明显的患者，可涂抹新鲜芦荟汁或炉甘石洗剂，也可口服抗过敏药物。

患者及家属注意观察穿刺口周围皮肤与敷料覆盖情况，注意有无皮肤瘙痒、水疱或敷料脱落等，如有异常，及时寻求医务人员帮助。

197. 携带 PTCD 管的患者，饮食需注意哪些内容

饮食宜高热量、高维生素、低脂，多食优质蛋白、易消化食物，忌辛辣、生冷和烟酒；多食新鲜蔬菜与水果，保持大便通畅。

长期外引流者易出现电解质紊乱，应多进食香蕉、橘子、香菇等含钾高的食物，定期复查电解质，必要时遵医嘱补钾治疗。

将引流出体外不超过 4 小时的胆汁滤渣后进行口服，以利于改善患者的胃肠功能和营养状况，减少水和电解质的流失，促进肝功能的恢复。注意有感染性或血性胆汁时禁忌口服。

198. 携带管路患者日常活动应该注意什么

穿着：穿宽松、柔软的衣物，以防引流管受压。

洗浴：尽量选择擦浴，并用塑料保鲜膜覆盖引流管口处，以免增加感染概率。

引流管护理。

（1）引流管要妥善固定：首先要观察引流管是否固定好，翻身时幅度不宜过大，以免引流管脱出或者引起疼痛，活动时可将引流管固定在腰部位置或携带专用的引流管小挎包，如果引流管脱出，请及时咨询医生。

（2）引流管要保持通畅：避免过度牵拉拖拽、扭曲、折叠、压迫引流

管，定时挤压引流管，防止引流管堵塞。

（3）引流液要仔细观察：每天要观察引流液的量、颜色及性状，如有异常，请尽快与医护人员联系。

（4）引流量要每日记录：携带负压引流盒的患者需每天定时更换引流盒，记录每天固定更换的时间，并记录每日的引流量。

（5）引流管需预防感染：引流管携带期间需注意个人卫生，注意定期更换引流口的伤口敷料，保持伤口无菌。

活动

（1）起床或翻身时：先将引流管妥善固定，动作缓慢、轻柔，避免拖、拉、拽等，以防脱管。翻身时尽量向带管侧翻身，以利于引流液流出。

（2）站立或行走时：引流袋不可高于引流管口平面，以防逆行感染。

（3）日常活动时：应避免提取重物或过度活动。

199. 日常护理中，空肠营养管护理需要注意什么

使用黏度高、透气性好的胶贴粘贴在鼻翼两侧并将管道牢牢固定好，导管尾端固定在耳上、头侧，避免压迫管道。测量外露部分的长度，做好记录。固定管道的胶布如出现潮湿、污染、脱落等时应及时更换。

不要牵拉折叠管道，下床活动时将管道完全固定好后再下床，晚上睡觉时避免压迫、牵拉管道。

由于经鼻营养管患者长期带管，胶贴处的鼻部皮肤极易发生粘胶相关性皮肤损伤，注意皮肤保护，必要时应用皮肤保护剂。

200. 肿瘤患者可能用到的静脉导管有哪些

静脉导管依据长度分为短导管、中长导管、长导管；根据置入血管类型分为外周静脉导管、中线静脉导管及中心静脉导管三类。

外周静脉导管就是我们平时常见的钢针或外周静脉留置针，其长度小于或等于 7.5 厘米；钢针通路仅限于单部单次普通药物静脉输液治疗，输液结束拔除钢针；外周静脉留置针适用于短期常规静脉给药治疗，或紧急情况下建立外周静脉通路。

长度为 7.5~20 厘米的导管被称为"中线静脉导管"，适用于输注 pH 值在 5~9 之间，且渗透压小于 600mOsm/L 的非发疱性且非刺激性的药物。中线静脉导管尖端位置位于腋静脉或锁骨下静脉，导管在体内留置时间应小于 4 周。

中心静脉通路的导管尖端位于上腔静脉和右心房交界处，此处血流速度最快，成人可达 2L/ 分，适用于长期化疗，或需要输注 pH 值小于 5 或大于 9，药物渗透压大于 600mOsm/L，或含有发疱性或刺激性药物的患者。

201. 肿瘤患者如何选择合适的静脉治疗通路

肿瘤患者因其静脉输液治疗的复杂性和特殊性，常常需要选择不同的输液通路。静脉输液治疗作为肿瘤治疗的重要手段，如何根据患者疾病治疗需要、输液治疗计划、药物性质、患者血管条件及患者经济能力等情况，进行综合评估，正确选择静脉导管，建立安全、有效的静脉治疗血管通路就显得尤为重要。对于肿瘤患者，需要选择哪种静脉治疗通路，主要是基于患者治疗时间、治疗计划、治疗周期及自身血管条件而定。

对于短期常规静脉给药治疗，或紧急情况下使用的外周静脉通路，通常使用短套管（即外周静脉留置针），而外周静脉钢针通路仅限于单部单次普通药物静脉输液治疗，输液结束拔除钢针。

4周内的静脉给药治疗计划建议选择中线静脉导管，以减少穿刺次数、保护血管，并减轻频繁穿刺给患者带来的痛苦。

中心静脉导管由颈内静脉或锁骨下静脉置入，留置时间为2~4周，适用于紧急抢救或大型手术建立静脉通路补液并为测量中心静脉压准备，当然，因其导管尖端位于上腔静脉，所以也可用于化疗药物、发泡剂，以及其他刺激性药物等的静脉输注。

化疗疗程超过1个月，或有长期静脉输液治疗计划的患者首选PICC或静脉输液港，因为相较于CVC，PICC的优势在于置管位置及留置时间，PICC皮肤穿刺点位置位于前臂内侧，衣袖可遮挡导管外露部分，不会影响患者形象，同时方便患者居家活动，且根据患者个体差异，留置时间在6个月到1年不等，就导管材质而言，可以留置1年。

输液港是完全植入体内的静脉输液装置，不影响正常生活和工作，不影响美观，是长期肠外营养治疗患者及恶性肿瘤患者较佳的静脉给药途径，但缺点是置入成本高，置入和取出均有创伤，且需在手术室内完成。

202. 肿瘤患者为何要做 PICC

化疗作为恶性肿瘤的主要治疗手段之一，同时具有长期治疗、间歇性住院、住院化疗时间短、化疗间歇期长的特点，PICC经上肢贵要静脉、肘正中静脉、头静脉、肱静脉、颈外静脉（新生儿还可通过下肢大隐静脉、头部颞静脉、耳后静脉等）穿刺置管，尖端位于上腔静脉和右心房交界处的导管。

PICC 对肿瘤患者来说，可谓是一条生命线。因为肿瘤患者化疗、营养支持治疗等都需要通过静脉输注药物，而这些药物可能是腐蚀性或刺激性强的药物，如果没有使用 PICC 等中心静脉输液途径，药物可能会对静脉造成损伤，导致静脉炎的发生，发生药物外渗时，则可能造成血管、皮肤及皮下组织损伤，甚至发生组织坏死。

PICC 尖端位于上腔静脉，上腔静脉有丰富的血液回流，能很快稀释药物，降低或避免药物对血管的刺激，减少静脉炎和药物外渗的发生，有效地保护了外周静脉，PICC 置入后最长可以在体内留置一年，最大限度地避免静脉给药可能出现的并发症，也为患者规避了反复静脉穿刺带来的痛苦，显著提高了患者治疗期间及治疗间歇期的生活质量。

203. PICC 会影响生活吗

PICC 在患者体内一般不会影响患者的基本生活，置管期间可以从事一般性日常工作、家务劳动，如喝水、刷牙、洗脸、擦桌、扫地等，以及适当体育锻炼。但需避免使用置管侧手臂提重物，如需提物应限重 5kg 以内，禁止做引体向上、举哑铃等负重的体育锻炼；避免做反复牵拉导管的运动，比如反复的手臂屈伸运动和大甩臂的运动，减少因导管摩擦造成血管壁的损伤，从而降低出现静脉炎和血栓的风险；睡眠时请不要压迫置管侧的手臂，起床时请避免用置管侧手臂支撑。禁止盆浴、游泳，可淋浴，建议淋浴前先用保护套或者保鲜膜以穿刺点为中心绕 2~3 圈，并用胶带封闭上、下边缘（用保鲜膜将导管外露部分全部覆盖），再用干毛巾包裹，淋浴时置管侧手臂高举，切勿浸湿导管及其敷料，以免引起感染，淋浴后解开保鲜膜和胶带，检查透明敷料是否有进水或松动、潮湿，穿刺点是否干燥，若有贴膜卷边或松脱请立即就医，行局部消毒并更换贴膜。

204. 回家后应如何自我照护 PICC

PICC 可以在体内留置 1 年，但具体留置时间的长短与日常的观察和维护息息相关，导管维护的目的是预防导管的感染，保持导管通畅，保证导管固定良好。PICC 维护宜使用专用护理包，由专业人员按标准化的程序护理。PICC 维护包括冲洗 PICC、更换导管的无菌密闭输液接头、局部消毒、更换 PICC 穿刺点处的敷料。PICC 一般每周应至少维护一次，如果 PICC 使用无菌透明敷料固定并覆盖，则应至少一周更换一次，在炎热、潮湿的季节，应视局部皮肤情况，适当增加更换频率；如果导管使用无菌纱布敷料固定则应每两天维护并更换一次。居家的患者要每日评估 PICC 情况，发现问题及时就医处理。

穿衣建议：由于 PICC 有外露的输液接头，请注意衣服的袖口不宜过紧，宜选择衣袖宽松的上衣，避免脱衣服时将导管带出。请遵循：穿衣时，先穿置管侧手臂，再穿另一侧；脱衣时，先脱未置管侧手臂，再脱带 PICC 的手臂。

日常建议：每天尽可能多地用置管侧肢体做握拳运动，每日应不少于 1000 次，禁止使用置管侧肢体提重物，睡眠及休息时注意卧位，避免长时间压迫置管侧肢体。

维护贴士：至少每 7 天前往正规医疗机构进行一次导管维护。

居家观察：每日观察穿刺部位、穿刺点、置管长度及外露长度，并在同一位置（常在肘窝肘横纹线上 10 厘米处）测量臂围。

出现下列情况时，即使未到换药时间也应及时到医院就医。

穿刺点：红、肿、热、痛、渗液、脓液。

手臂：肿胀、疼痛、臂围增粗、活动障碍。

发热：体温高于38℃，特别是冲洗导管或者使用导管后。

贴膜：透明敷贴被污染或可疑污染，贴膜有潮湿、卷曲、松脱，贴膜下有汗液。

导管：回血、漏水、滑出、折断。

输液时：输注时疼痛、输液停滴、缓慢。

205. PICC 放置多久较为适宜

PICC 在体内最长能保留一年，但是每个患者的具体情况都不同，保留时间取决于治疗是否需要和导管的功能是否良好。导管维护得越好，且没有并发症发生的情况下，导管的使用和留置时间就越长。如治疗已完成，不再需要使用此导管或导管的使用期限已到，则应尽早拔除。

206. PICC 推迟几天维护可以吗

不可以。PICC 维护必须严格按照规定每周至少维护一次，推迟维护将大大增加导管堵塞及导管相关血流感染的风险。随着推迟天数的增加，相关感染及导管功能障碍的风险会越来越大。

207. 带有 PICC 的患者如何识别发生了导管相关性静脉炎

如患者感到置管侧肩部有不适感，上臂肿胀伴红肿，局部皮温较高，沿导管走行路径有压痛，则有可能发生了 PICC 相关性静脉炎，请尽快就医。

PICC 置管早期的静脉炎常发生于置管后 2~3 天，主要与置管过程中 PICC 送入困难、导管尖端未达到预期位置、导管漂移或脱出等导管与血管内壁间的机械性摩擦造成的血管内皮损伤有关。置管后期发生的静脉炎，可能是导管穿刺点位置选择在肘关节附近，肘关节活动时，导管外壁与静脉血管内壁反复摩擦导致静脉炎；患者血管对异物敏感性较强，或导管直径大于血管内直径的三分之二等原因也可能导致静脉炎的发生。

208. 如何识别 PICC 相关性静脉血栓

PICC 相关性静脉血栓是最常见的并发症之一，常表现为：手臂肿胀，没有疼痛感，在体重没有增加的前提下，在肘横纹上 10 厘米处测量上臂臂围，如果比原来增粗了 2 厘米以上，就需要警惕是否有导管相关性静脉血栓形成，请尽快就医。

209. 如何识别 PICC 堵塞

PICC 堵塞的常见表现：导管堵塞的患者液体输注不畅，在抽吸注射器时有明显负压，推注有困难；部分可见外露导管上附有凝固的血液。在拔管后部分可见导管壁内附有小的血凝块。

PICC 使用过程中发生率最高的是导管堵塞，发生率可达 47.37%，且随着置留导管时间的延长而增高，其原因可分为血栓性和非血栓性。前者是因为封管时间或手法不正确，使血液反流在导管内凝集所致；后者是由于导管发生异位、打折、扭曲，或输注存在配伍禁忌的药物时药物之间发生反应形成结晶或絮状物导致管腔内堵塞或管腔不畅。

210. 如何识别 PICC 发生导管相关血流感染

PICC 发生导管相关血流感染的常见表现：当患者突然出现不明原因的发热、寒战，又查不出原因时，应考虑导管相关感染，需尽快就医。

导致导管相关血流感染的原因主要有：护理操作不规范、导管置留时间过长、患者伴有基础疾病（如糖尿病）、高龄、接头污染等。

发生导管相关并发症后，应第一时间前往医院，请专业人员给予相应处理。

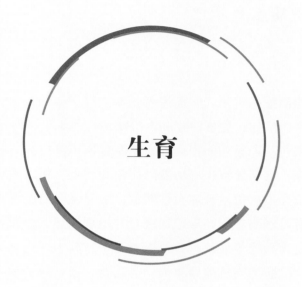

生育

211. 罹患肿瘤的年轻女性为什么需要进行卵巢功能保护及生育管理

随着抗肿瘤治疗的进步，肿瘤患者长期生存率得到改善，但是手术、化疗、放疗、靶向治疗、免疫治疗和内分泌治疗等综合治疗手段同时也会给年轻女性带来包括卵巢功能损伤等近期及远期不良反应。其中以化疗导致卵巢功能下降，甚至导致生育功能障碍最为严重。化疗药物通常是一些细胞毒性药物，会不可逆地破坏女性卵泡，引起生育期患者卵巢早衰，主要的临床表现有月经不规律、早绝经或合并出现潮热、盗汗、骨质疏松及泌尿系统、心血管系统等症状，导致患者不孕。其中烷化剂类药物，如环磷酰胺、异环磷酰胺为高危险卵巢损伤类药物，紫杉醇、铂类、脂质体阿霉素、依托泊苷为中危险卵巢损伤类药物。同时，化疗剂量越大，疗程越长，化疗时患者年龄越大越容易出现卵巢损伤。另一方面，患者对生育问题的担忧可能会导致患者不愿开始或不能坚持抗肿瘤治疗。因此，对于恶性肿瘤患者，尤其是年轻女性，进行卵巢功能保护和生育管理十分重要。

212. 目前临床中常见的卵巢功能保护及生育管理有哪些方式

目前临床中多在化疗期间运用促性腺激素释放激素类似物（GnRHa）以实现对卵巢不同程度的保护。针对有生育需求的患者，多建议化疗前与妇产科和生殖专科医师讨论决定卵巢功能保护策略，其中包括化疗前使用生育力保护技术冷冻胚胎、卵子和卵巢等。

213. GnRHa 药物作用原理是什么，如何使用

GnRHa 是人体内促性腺激素释放激素类似物，目前临床中常用有亮丙瑞林、戈舍瑞、曲普瑞林。促性腺激素释放激素是人体下丘脑分泌的一种多肽类激素，作用于垂体的促性腺激素细胞，使其合成并分泌黄体生成激素（LH）、卵泡刺激素（FSH），这两种激素进一步作用于卵巢使卵泡成熟。由于 GnRHa 与垂体的结合作用强于人体内正常分泌的 GnRH，但其不具有导致垂体进一步分泌激素的作用，因此使用 GnRHa 后，垂体减少分泌黄体生成素及卵泡刺激素，进一步阻止卵巢内原始卵泡的募集及进一步的发育成熟，停止使用 GnRHa 药物后将停止对于卵泡的抑制成熟作用，这一过程在临床治疗中俗称"可逆的药物去势"，因此目前认为对于年轻的女性肿瘤患者，使用 GnRHa 药物可以减少卵泡被化疗药物破坏及降低卵巢对细胞毒性药物的敏感性，在停止化疗后仍可以恢复生育能力。目前推荐化疗前两周开始使用 GnRHa 药物，每月一次，直至化疗结束后两周给予最后一剂药物。

214. 使用 GnRHa 药物是否具有不良反应，如何处理

GnRHa 的主要不良反应为低雌激素引起的围绝经期症状及骨质疏松。使用 GnRHa 药物会使机体处于低雌激素状态，产生类似绝经期症状，如潮热、阴道干涩、性欲缺乏、情绪不稳定、睡眠障碍等，长期应用导致骨密度下降，这些症状可以随着药物的停止使用而减轻。对于出现潮热的患者临床中可予以 5- 羟色胺再摄取抑制剂，或在生活中选择合适的衣物；阴道干涩的患者优先推荐使用非激素类润滑剂；骨质疏松患者可以使用双膦酸盐对症治疗，同时强调补充维生素 D 和钙，产生关节痛的患者可以使用非甾体镇痛药物。

215. GnRHa 每月剂型和三月剂型的作用是否一样

每月剂型和三月剂型的药物机制是一样的。有研究表明，使用 GnRHa 每月剂型与三月剂型，患者的病理生理和临床结局相似，因此对于部分不方便就医的患者来说，三月剂型也是一种合理选择。

216. 经过抗肿瘤综合治疗的患者是否可以妊娠，最佳的妊娠时机是什么时间

患者在结束抗肿瘤综合治疗后是可以妊娠的，但是最佳的怀孕时机无法准确预测，需个体化地综合考虑患者的身体状况和肿瘤复发危险度。一般认为辅助化疗结束后 2~3 年可以考虑怀孕，但高风险患者或激素依赖型肿瘤，如乳腺癌、子宫内膜癌，需要长期辅助内分泌治疗的患者，这一建议时间需延长至 5 年或更久。为避免抗肿瘤治疗对胎儿的健康风险，一般建议在停止抗肿瘤治疗大于 6 个月后再实施生育计划。如发生非预期意外怀孕，妇产科和肿瘤科医师应综合评估患者的肿瘤治疗情况、怀孕前 3 个月内用过抗肿瘤药物的情况，必须充分考虑妊娠对肿瘤治疗的影响和治疗药物对胎儿可能的影响，患者及家属应充分知情同意，共同决定是否继续妊娠。

217. 生育力保护除使用药物外是否还有其他相关技术

生育力保护技术涉及药物、手术或冷冻技术等不同的助孕方法。目前，可选择的方法有卵母细胞冷冻、胚胎冷冻、卵巢组织冷冻保存与移植、未成熟卵母细胞体外成熟保存。

218. 如何选择生育力保护技术

对于已婚且婚姻关系稳定的家庭，胚胎冷冻是最成熟的生育力保护方案，常规用于体外受精后多余胚胎的保存，应用患者卵子和伴侣精子受精。胚胎冷冻适用于已婚、双方均同意体外受精并保存胚胎的患者；未来生育治疗时需要双方共同同意应用冷冻胚胎。

卵母细胞冷冻技术适用于未结婚或其他原因无法选择胚胎冷冻，而且需要进行有损卵巢功能的放疗和化疗或行卵巢切除术的女性恶性肿瘤患者。卵母细胞玻璃化冷冻的结果依赖于冷冻卵母细胞的数量和冷冻时患者的年龄。参照原国家卫生部于 2003 年 6 月 27 日颁布的《人类辅助生殖技术规范》和《人类辅助生殖技术和人类精子库伦理原则》等文件，目前认为仅从法律法规角度考虑，单身女性因肿瘤治疗要求冷冻卵细胞保存生育力并不违规。

卵巢组织冻存和移植无须卵巢刺激，可立即进行，无须性成熟，因此是儿童唯一可选择的生育力保护方法；卵巢组织移植成功后不仅可以恢复部分生育能力，也可以在一段时间内恢复卵巢的内分泌功能。另外，卵巢组织冻存技术不会增加体内雌激素水平，适用于年轻乳腺癌患者。

219. 抗肿瘤综合治疗对于男性生育能力是否会产生不利影响

化疗会损伤男性生育力，损伤程度主要与化疗药物种类、剂量和患者化疗起始年龄相关，其可能机制为化疗药物会杀伤处于不同分化阶段的生精细胞，可能杀伤精原干细胞，同时幸存的精原细胞可能丧失进一步分化能力。

放疗对于男性生育力也存在一定影响，其程度主要取决于放射线的剂量、放射野和放疗方案。睾丸放疗或涉及睾丸的放疗结束后很多患者的精子浓度和前线运动精子百分比会大幅度降低，并且染色体异常率会进而升高，而且这些效应是剂量依赖性的，一直持续到放疗结束后 3 年，因此一般建议睾丸放疗结束后 1~3 年再考虑生育问题。

220. 针对男性肿瘤患者是否存在可行的生育力保护措施

目前临床中对于肿瘤化疗中生精功能保护的措施主要有：

（1）药物作用的细胞保护。一些激素类药物（如 GnRHa 和雄激素拮抗剂类药物）和细胞保护剂（如维生素 C、维生素 E 等抗氧化剂）可能会减轻化疗药物对性腺的损害。

（2）化疗前冷冻精子。精液冷冻储存技术的提高及生殖医学技术如体外授精技术的发展，大大提高了冷冻后精子的受孕率，目前在临床应用最广。对于不能提供精液样本的男性，精子提取是一种选择，通过穿刺活检从睾丸组织中采集精子，冷冻精细胞以供将来使用。

（3）睾丸组织冷冻。外科医生将小块睾丸组织取出并冷冻以备后用。组织中含有可在未来开始产生精子的细胞。当男性准备生育子女时，医生可以将解冻的睾丸组织再次植入体内。但目前该手术仍被认为是试验性的，也就是说还处于试验研究阶段。此外，该组织可能含有癌细胞，因此在植入该组织时也存在造成癌症扩散的风险。

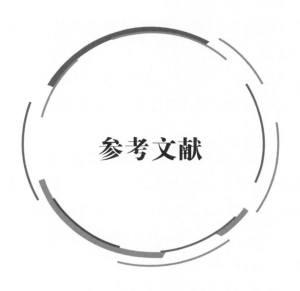

参考文献

[1] 黄道琼，章若锦，李新萍，等 . 二维码在经皮肝穿刺胆道引流病人中的应用 [J]. 介入放射学杂志，2019，28：189-191.

[2] 沈琳 . 图说肿瘤免疫治疗：专家为你解惑 2021（9）[M]. 北京：人民卫生出版社，2021.

[3] 中国医师协会呼吸医师分会，中国医师协会肿瘤多学科诊疗专业委员会 . 免疫检查点抑制剂相关毒性防治与管理建议 [J]. 中华医学杂志，2022，102（24）：1811-1832.

[4] 秦叔逵，王宝成，郭军，等 . 中国临床肿瘤学会（CSCO）免疫检查点抑制剂相关的毒性管理指南 2021[S]. 北京：人民卫生出版社，2021.

[5]AiL，ChenJ，YanH，et al.Research status and outlook of PD-1/PD-L1 inhibitors for cancer therapy[J].Drug Des Devel Ther，2020，14：3625-3649.

[6] 中国抗癌协会腹膜肿瘤专业委员会，广东省抗癌协会肿瘤热疗专业委员会 . 中国腹腔热灌注化疗技术临床应用专家共识（2019 版）[M]. 中华医学杂志，2020，100（2）：89-96.

[7] 国家卫生计生委医政医管局，中华医学会肿瘤学分会 . 中国结直肠癌诊疗规范（2017 版）[J]. 中华普通科学文献（电子版），2018，12（3）：145-159.

[8] 中国抗癌协会妇科肿瘤专业委员会，中国妇科腹腔热灌注化疗技术临床应用专家协作组 . 妇科恶性肿瘤腹腔热灌注化疗临床应用专家共识（2019 版）[J]. 中国实用妇科与产科杂志，2019，35（2）：194-201.

[9] LeS，ChangB，PhamA，et al.Impact of pharmacist-managed immune checkpoint inhibitor toxicities[J].J Oncol Pharm Pract，2021，27（3）：596-600.

[10] Ge NJ，Huang J，Shi ZY，et al.Safety and efficacy of microwave ablation for periductal hepatocellular carcinoma with intraductal cooling of the central bile ducts through a percutaneous transhepatic cholangial drainage tube[J].

J Intervent Med，2019，2：84-90.

[11] 常艳丽，尚红玲.多功能引流管冲洗装置的制作[J].护理学报，2015，22：77-78.

[12] Tan ZB，Wang QQ，Mao XQ，et al. Secondary sclerosing cholangitis from percutaneous transhepatic biliary drainage in a patient with gallbladder cancer after surgery：a case report[J]. J Intervent Med，2020，3：58-59.

[13] 中国抗癌协会肿瘤微创治疗专业委员会护理分会，中国医师协会介入医师分会介入围手术专业委员会，中华医学会放射学分会第十五届放射护理工作组，等.经皮肝穿刺胆道引流术管路护理专家共识[J].中华现代护理杂志 2020，26（36）：4997-5003.

[14] 张菲菲，金世柱，刘自帅.恶性腹水的治疗新观点.胃肠病学与肝病学杂志[J].2017（4）：476-478.

[15] 刘红波，赵飞，胡彦峰，等.精准控温腹腔热灌注治疗进展期胃癌合并腹腔积液 38 例[J].中国中西医结合外科杂志.2016（5）：483-484.

[16] 刘妍，付凯飞，周丽君.双特异性抗体在肿瘤治疗中的研究进展[J].实用医学杂志，2017（18）：3141-3144.

[17] 肖汉仕.全民心理健康自我促进的必要性与基本要求探讨[J].健康教育与健康促进，2020，15（4）：453-456.

[18] 郑杰.肿瘤心理学研究的现状[J].中国肿瘤临床与康复，2005，12（4）：372-375.

[19] 安国兴.消化道肿瘤病人负面情绪与并发症的相关性研究[J].医药前沿，2018，8（32）：370-371.

[20] 高燕芬.认知行为干预联合音乐疗法对颅内肿瘤术后病人负性情绪及睡眠质量的影响[J].现代中西医结合杂志，2016，25（18）：2047-2049.

[21] 孔令苓.疼痛护理在肿瘤内科病人护理中的应用效果探讨[J].养生保健指南，2022，（29）：105-108.

[22] 刘华珍，徐子亮.中医诊治抑郁症经验略述[J].中国中医药现代远

程教育，2012，10（23）：97–99.

[23] 李洁.中医情志护理对乳腺癌手术病人自我效能的影响[J].检验医学与临床，2017，14（5）：716–718.

[24] 毕艳杰.恶性肿瘤病人家属的心理护理探讨[J].中国误诊学杂志，2010，10（26）：6364–6364.

[25] 王兴莉.安宁疗护对肿瘤末期病人痛苦和家属负面情绪的影响分析[J].中国保健营养，2019，29（11）：347.

[26] ZHENG C Y, CHEN X, WENG L Z, et al. Benefits of mobile apps for cancer pain management : systematic review[J]. JMIR Mhealth Uhealth, 2020, 8（1）: e17055.

[27] CAMPS HERRERO C, BATISTA N, DÍAZ FERNÁNDEZ N, et al. Breakthrough cancer pain : review and calls to action to improve its management[J]. Clin Transl Oncol, 2020, 22（8）: 1216–1226.

[28] FENG L, QI Q, WANG P, et al. Serum level of CCL2 predicts outcome of patients with pancreatic cancer[J]. Acta Gastroenterol Belg, 2020, 83（2）: 295–299.

[29] ADEKOYA T O, RICHARDSON R M. Cytokines and chemokines as mediators of prostate cancer metastasis[J]. Int J Mol Sci, 2020, 21（12）: 4449.

[30] 刘坤，谢广伦.丹酚酸 C 对大鼠骨癌痛的镇痛效应：脊髓星形胶质细胞和炎症反应在其中的作用[J].中华麻醉学杂志，2019，39（12）：1476–1479.

[31] ZAJĄCZKOWSKA R, KOCOT-KĘPSKA M, LEPPERT W, et al. Bone pain in cancer patients : mechanisms and current treatment[J]. Int J Mol Sci, 2019, 20（23）: 6047.

[32] LI B T, WONG M H, PAVLAKIS N. Treatment and prevention of bone metastases from breast cancer : a comprehensive review of evidence for clinical practice[J]. J Clin Med, 2014, 3（1）: 1–24.

[33] AVNET S, DI POMPO G, LEMMA S, et al. Cause and effect of microenvironmental acidosis on bone metastases[J]. Cancer Metastasis Rev, 2019, 38（1/2）: 133-147.

[34] MARTLAND M E, RASHIDI A S, BENNETT M I, et al. The use of quantitative sensory testing in cancer pain assessment : A systematic review[J]. Eur J Pain, 2020, 24（4）: 669-684.

[35] SINGH V K, SHETTY Y C, SALINS N, et al. Prescription pattern of drugs used for neuropathic pain and adherence to NeuPSIG guidelines in cancer[J]. Indian J Palliat Care, 2020, 26（1）: 13-18.

[36] YOON S Y, OH J. Neuropathic cancer pain : prevalence, pathophysiology, and management[J]. Korean J Intern Med, 2018, 33（6）: 1058-1069.

[37] 国家卫生健康委办公厅，国家中医药局办公室. 癌症疼痛诊疗规范（2018年版）[J]. 临床肿瘤学杂志，2018，23（10）: 937-944.

[38] 李龙舟. 我院癌痛治疗药物规范化使用的效果评价 [J]. 临床合理用药杂志，2022，15（7）: 152-155.

[39] 武思尹，马柯. 癌痛治疗中阿片镇痛耐受的研究进展 [J]. 中国疼痛医学杂志，2022，28（5）: 375-378.

[40] 李玉莲，曾平. 癌痛的阿片类药物治疗应更新用药观念 [J]. 中国药师，2003，（12）: 810-811.

[41] 关爱疼痛病人，重视疼痛治疗. 中国医学论坛报 [N].2001-5-20.

[42] 武贝，陈国平，顾建平. 恶性肿瘤相关静脉血栓栓塞症及治疗进展 [J]. 中华介入放射学电子杂志，2019，7（4）: 322-329.

[43] 赵纪春，吴洲鹏，郭强. 肿瘤相关静脉血栓栓塞症治疗指南解读 [J]. 中国普外基础与临床杂志，2020（4）: 407-411.

[44] 张荣荣，张连池，崔继强，等. 肿瘤病人 PICC 相关深静脉血栓形成诊疗研究进展 [J]. 齐鲁护理杂志，2021，27（3）: 148-150.

[45] 李霞、王茂筠、梁宗安. 恶性肿瘤并发静脉血栓栓塞症的危险因素，

风险评估及防治方法研究进展 [J]. 山东医药，2020，60（24）：5.

[46] 王倩，陈丹妮. 肿瘤中心静脉导管相关性血栓形成的影响因素 [J]. 国际护理学杂志，2021，40（24）：4.

[47] 中国抗癌协会肿瘤营养专业委员会，中华医学会肠外肠内营养学分会. 中国肿瘤营养治疗指南 2020[S]. 北京：人民卫生出版社，2020.

[48] 中国临床肿瘤学会指南工作委员会. 恶性肿瘤病人营养治疗指南 2021[S]. 北京：人民卫生出版社，2021.

[49] 陈孝平，汪建平，赵继宗. 外科学 [M]. 北京：人民卫生出版社，2018.

[50] 赫捷，张清媛，李薇，等. 肿瘤学概论 [M]. 北京：人民卫生出版社，2018.

[51] 中国抗癌协会肺癌专业委员会. EGFR-TKI 不良反应管理专家共识 [J]. 中国肺癌杂志，2019，22（2）：57-81.

[52] 中国医促会泌尿健康促进分会，中国研究型医院学会泌尿外科学专业委员会. 肾癌靶向药物治疗安全共识 [J]. 现代泌尿外科杂志，2019，24（10）：791-800.

[53] 黄成. 抗血管生成药物治疗小细胞肺癌的研究进展 [J]. 世界最新医学信息文摘，2022，22（7）：32-36.

[54]Liu GH，Chen T，Zhang X，et al. Small molecule inhibitors targeting the cancers. MedComm（2020）. 2022 Oct 13;3（4）：e181.

[55]Puccini A，Seeber A，Berger MD. Biomarkers in Metastatic Colorectal Cancer：Status Quo and Future Perspective. Cancers（Basel）. 2022 Oct 3;14（19）：4828.

[56] 中国临床肿瘤学会（CSCO）肿瘤消融治疗专家委员会，中国医师协会肿瘤消融治疗技术专家组，中国抗癌协会肿瘤消融治疗专业委员会，等. 影像引导下热消融治疗原发性和转移性肺部肿瘤临床实践指南（2021年版）[S]. 中华内科杂志，2021，60（12）：1088-1105.

[57] 国家肿瘤微创治疗产业技术创新战略联盟专家委员会，中国医师协会介入医师分会消融治疗专家工作指导委员会，北京医师协会介入医师分会. 影像引导肝脏肿瘤热消融治疗技术临床规范化应用专家共识 [J]. 中华医学杂志，2017，97（31）：2420-2424.

[58] 中国医师协会介入医师分会临床诊疗指南专委会. 中国肝细胞癌经动脉化疗栓塞（TACE）治疗临床实践指南（2021 年版）[S]. 中华医学杂志，2021，101（24）：1848-1862.

[59] 孙艳丽 .266 例腹水患者的病因及临床分析 [D]. 安徽医科大学，2018.

[60] 郭晓钟 . 腹水与胰腺疾病 [J]. 中华消化杂志，2021，41（5）：299-303.

[61] 陈坤坤 . 肝硬化腹水病人的观察及护理 [C]//2012 年河南省中医、中西医结合护理学术交流会论文集 .[出版者不详]，2012：21-23.